TRAVAIL DU LABORATOIRE D'ANATOMIE GÉNÉRALE DE L'UNIVERSITÉ DE LYON

CONTRIBUTION A L'ÉTUDE DU TISSU CONJONCTIF DU TESTICULE

PAR

Le Dr Louis SÉNAT

Moniteur des Travaux pratiques d'Histologie à la Faculté de Médecine.

LYON

A. REY, IMPRIMEUR-ÉDITEUR DE L'UNIVERSITE

4, RUE GENTIL, 4

1900

CONTRIBUTION A L'ÉTUDE

DU

TISSU CONJONCTIF DU TESTICULE

TRAVAIL DU LABORATOIRE D'ANATOMIE GÉNÉRALE DE L'UNIVERSITÉ
DE LYON

CONTRIBUTION A L'ÉTUDE

DU

TISSU CONJONCTIF DU TESTICULE

PAR

Le Dr Louis SÉNAT
Moniteur des Travaux pratiques d'Histologie à la Faculté de Médecine.

LYON
A. REY, IMPRIMEUR-ÉDITEUR DE L'UNIVERSITE
4, RUE GENTIL, 4

1900

A LA MÉMOIRE DE MON PÈRE

A MA MÈRE

A MON FRÈRE HENRY

Capitaine au 151e Régiment d'Infanterie.

Je dédie ces quelques pages
comme témoignage de ma reconnaissance
et de ma profonde affection.

A mon Président de Thèse

M. LE PROFESSEUR RENAUT

De l'Académie de Médecine,
Professeur d'Anatomie générale à l'Université de Lyon,
Médecin de l'Hôtel-Dieu.

A M. LE Dr REGAUD

Chef des Travaux pratiques d'Anatomie générale.

A M. LE PROFESSEUR CH. AUDRY

Professeur de Clinique dermatologique à l'Université de Toulouse.

Au terme de nos études médicales, nous avons à cœur de remercier tous ceux qui nous ont encouragé de leur bienveillant intérêt, guidé de leurs conseils, fortifié de leur sympathie et de leur affection.

Durant trois années passées au laboratoire d'anatomie générale, comme moniteur des travaux pratiques, nous avons contracté envers M. le professeur Renaut une lourde dette de reconnaissance. Nous sommes heureux aujourd'hui, au début de ce travail, de le remercier et de l'assurer de notre respectueux attachement. L'éloignement ne saura faire oublier à l'élève ce qu'il doit au maître. Le bienveillant accueil que nous fit, à notre arrivée à Lyon, ce maître éminent, et l'incessante bonté qu'il nous a témoignée depuis, nous permettent d'espérer qu'il nous pardonnera ces quelques lignes, témoignage si pâle de notre profond admiration et de notre inaltérable reconnaissance pour celui qui nous fait encore aujourd'hui l'honneur de présider notre thèse inaugurale.

L'idée première de ce travail nous a été donnée par M. le Dr Regaud, chef des travaux pratiques d'anatomie générale. Pendant trois ans, il nous a dirigé de ses conseils, favorisé de sa bienveillante amitié.

Qu'il daigne accepter ici l'expression de notre vive reconnaissance et nos plus sincères remerciements. Nous n'aurions garde d'oublier jamais que nous lui devons la partie la plus intéressante de ce modeste travail.

M. le professeur Ch. Audry, de l'Université de Toulouse, a présidé nos débuts dans la carrière médicale. Il nous a témoigné toujours un grand intérêt, et ménagé l'appui de sa haute autorité : nous sommes heureux de l'assurer ici de notre respectueuse gratitude.

Notre séjour à Lyon nous a permis d'apprécier la franche amitié de M. le Dr Bernoud. L'espoir de le revoir atténue la peine que nous éprouvons de quitter cet ami sincère.

Que ceux de nos maîtres militaires qui nous ont témoigné quelque intérêt, en particulier MM. les médecins majors Bernard et Benoît, veuillent bien agréer l'expression de nos respectueux remerciements.

Au cours de nos trois années d'école, nous avons noué quelques solides amitiés. A ce petit groupe de vrais amis nous disons un bien sincère merci. Nous n'oublierons jamais les heures vécues ensemble, espérant que la séparation ne fera que resserrer les liens d'une étroite amitié.

Lyon, 3 janvier 1900.

L. S.

CONTRIBUTION A L'ÉTUDE

DU

TISSU CONJONCTIF DU TESTICULE

INTRODUCTION

Le tissu conjonctif du testicule des mammifères contient des cellules d'un aspect tout à fait particulier, qui ont depuis longtemps frappé les observateurs, et qui sont communément désignées sous le nom de « cellules interstitielles[1] ».

Le but que nous nous sommes proposé est précisément l'étude histologique du tissu conjonctif intertubulaire du testicule et de ces « cellules interstitielles ». En réunissant les nombreuses données éparses dans les mémoires histologiques de nos prédécesseurs en la matière, et en les complétant par des faits nouveaux encore inédits, nous avons l'intention et l'espoir de démontrer qu'il ne faut pas voir dans ces cellules,

[1] Nous continuerons à utiliser l'expression de « cellules interstitielles », bien qu'elle soit évidemment très défectueuse, puisqu'elle ne désigne qu'une seule des variétés de cellules que l'on trouve dans le tissu conjonctif intertubulaire. Cette expression est d'origine allemande : *Leydig'sche Zwischensubstanz*, *Zwischenzellen*.

quelque étranges qu'elles paraissent souvent, autre chose que des cellules fixes du tissu conjonctif adaptées à une modalité particulière de leur fonction nourricière générale.

Chacun sait que les cellules différenciées des divers tissus (cellules musculaires, glandulaires, etc.) puisent dans le tissu conjonctif, qui les entoure plus ou moins immédiatement, les matériaux dissous nécessaires soit à leur nutrition personnelle, soit à leurs fonctions spéciales. C'est également dans le tissu conjonctif qu'elles déversent les résidus également dissous résultant de leur nutrition et de leur fonctionnement. Le tissu conjonctif lâche est donc l'intermédiaire entre ces cellules différenciées, d'une part, et les vaisseaux d'apport (vaisseaux sanguins) et de drainage (vaisseaux lymphatiques), d'autre part. Chacun sait aussi que le tissu conjonctif est constitué par un plasma (lymphe du tissu conjonctif) et par des éléments figurés cellulaires (cellules fixes et leucocytes) et non cellulaires (trame connective). Le plasma conjonctif dérive du plasma sanguin, dont il est partout séparé par une membrane mince et continue, l'endothélium vasculaire sanguin, véritable membrane dialysante vivante, laissant passer certaines substances et retenant certaines autres. Il diffère aussi du plasma de la lymphe des vaisseaux lymphatiques, dont le sépare une autre membrane dialysante continue, l'endothélium vasculaire lymphatique. La trame connective, composée de faisceaux connectifs et de fibres élastiques, en proportions très variables, a une texture qui varie aussi beaucoup.

Le rôle de cette trame est surtout mécanique.

Les cellules fixes et les leucocytes sont nus dans le plasma conjonctif. Pour ne parler que des premières, leurs fonctions principales sont : d'abord, de pourvoir à la nutrition de la trame connective, à l'édification de laquelle elles ont pris une large part ; ensuite et surtout, de modifier incessamment par leur activité chimique propre les substances qui transitent dans un sens ou dans l'autre à travers le plasma conjonctif, de façon à maintenir la composition de ce plasma appropriée aux exigences des cellules différenciées qui y sont plongées.

Dans la plupart des tissus et des organes, les cellules fixes du tissu conjonctif lâche ont une morphologie commune, bien connue, et dont le type, décrit et vulgarisé par les travaux fondamentaux français de Ranvier et de Renaut, est représenté par la cellule fixe du tissu conjonctif sous-cutané. Ce sont des éléments formés d'un corps cellulaire mince, souple et élastique à l'état vivant, muni de prolongements de forme très diverse qui s'anastomosent avec des prolongements semblables appartenant à des cellules voisines. Ces éléments ainsi anastomosés, sans qu'on puisse voir de limites distinctes entre eux, constituent un syncytium. Le protoplasma ne contient généralement aucun produit figuré résultant de son activité chimique.

Dans une telle cellule, on ne voit pas les signes caractéristiques d'une fonction glandulaire[1] quelconque. Cette fonction existe cependant au moins à l'état latent.

[1] L'expression de *fonction glandulaire* est prise ici dans son sens le plus général, son *sens cytologique*.

Dans certaines circonstances, en effet, et au voisinage des réseaux capillaires, la cellule fixe du tissu conjonctif, telle que nous venons de l'esquisser, fabrique de la graisse. Cette graisse apparaît sous forme de fines gouttelettes dans le protoplasma. Peu à peu, les gouttelettes grossissent, se fusionnent entre elles en gouttelettes de plus en plus volumineuses, qui refoulent à la périphérie le noyau de la cellule. En même temps, la cellule s'individualise et perd ses prolongements anastomotiques. Enfin elle s'entoure d'une capsule. En définitive, elle est transformée en une vésicule (cellule) adipeuse. Si l'on n'avait pas suivi pas à pas ce processus, — ce qui est facile, d'ailleurs, — et si l'on ne considérait que le point de départ et le terme de cette évolution, on ne pourrait saisir aucune analogie morphologique entre les deux types, qui ne sont, répétons-le bien, que deux formes d'un seul *individu* cellulaire ! Dans la « cellule adipeuse, » la fonction glandulaire latente de la cellule fixe s'est développée.

Les clasmatocytes, décrits par RANVIER, ne sont autre chose que des leucocytes transformés. On les rencontre dans les diverses régions, au sein du tissu conjonctif lâche. Ce sont d'énormes cellules, munies de prolongements non anastomotiques ; elles sont caractérisées par la présence, dans leur corps cellulaire et leurs prolongements, de grains d'une substance colorable dans certaines conditions par le violet de méthyle 5 B. Fait remarquable, ces cellules égrènent cette substance, par les extrémités de leurs prolongements, dans le tissu conjonctif ambiant !

Ces deux exemples — et on pourrait en citer d'autres

— démontrent que, dans le tissu conjonctif lâche des divers tissus et organes, les cellules fixes aussi bien que les leucocytes, peuvent subir une différenciation fonctionnelle qui fait varier largement leur type morphologique.

Dans certains organes, cette adaptation fonctionnelle des cellules fixes du tissu conjonctif lâche est encore plus remarquable : tels sont le tissu conjonctif lâche de la muqueuse utérine pendant la gravidité, celui qui entoure les follicules de De Graaf dans l'ovaire, celui qui sépare les tubes séminifères du testicule.

Chacun connaît les *cellules déciduales*, caractéristiques de la caduque utérine. Ce sont d'énormes cellules, sans prolongements, souvent multinucléées, dont le protoplasma est chargé de substances nutritives diverses. Ce sont des cellules fixes transformées.

La thèque interne des follicules de de Graaf adultes contient des cellules spéciales, *cellules de la thèque*, énormes, chargées de graisse et de lutéine, probablement aussi d'autres matériaux, et dont on peut suivre l'évolution complète, parallèle à celle du follicule, depuis une cellule conjonctive initiale, jusqu'à une cellule conjonctive terminale séparant les cellules épithéliales du corps jaune (Sobotta).

Eh bien, les cellules interstitielles du testicule ne sont pas plus étranges que toutes ces cellules conjonctives adaptées à des fonctions nourricières spéciales. Si, comme on doit toujours le faire, on tient compte des variations morphologiques que subissent les espèces cellulaires soumises à des variations fonctionnelles, il faut faire rentrer ces cellules dans le grand groupe des cellules conjonctives, dont quelques auteurs, même récents (LENHOSSÉK, 1897), ont une tendance à les faire sortir.

Ainsi comprise, leur étude n'en est que plus instructive, parce qu'elle est le plus remarquable exemple des flexions morphologiques que peut subir une espèce cellulaire soumise à une cause puissante de variation : et cela, soit que l'on compare les cellules interstitielles du testicule aux cellules fixes conjonctives des autres tissus et organes chez la même espèce animale, soit qu'on étende cette comparaison à plusieurs espèces. Quelques enseignements peuvent sortir d'une telle étude, dont devraient profiter les défenseurs intransigeants de la spécificité cellulaire.

La cause puissante de variation qui a imprimé une flexion morphologique aussi remarquable que celle dont nous allons faire l'étude, c'est *l'intensité extraordinaire des actes nourriciers* qu'exige du tissu conjonctif testiculaire la néoformation prodigieusement active des cellules séminales à l'intérieur des tubes séminifères.

Après avoir indiqué, dans les pages qui précèdent, la tendance générale de notre travail, voici l'ordre dans lequel seront traitées les diverses parties.

Nous donnerons d'abord un exposé sommaire des nombreux travaux antérieurs relatifs à notre sujet. Ensuite, nous décrirons aussi complètement que possible le tissu conjonctif du testicule du rat d'après les documents originaux et inédits que M. le D[r] CL. REGAUD nous a communiqués. Chemin faisant, nous comparerons les différents faits observés chez cet animal avec ceux que fournissent quelques autres espèces de mammifères.

Une étude complète du tissu conjonctif du testicule, même en se bornant à un petit nombre d'espèces de mammifères, eût été un travail disproportionné avec le temps trop court dont nous avons pu disposer et les matériaux trop peu nombreux que nous avons pu recueillir. Quelque limitée que paraisse au premier abord cette étude, nous espérons montrer qu'elle est fertile en faits histologiques nouveaux.

Il est d'ailleurs facile d'avoir une idée précise des nombreuses lacunes que présente encore l'histoire du tissu conjonctif testiculaire : En voici quelques-unes.

Les observations de nos devanciers, quelque nombreuses qu'elles soient, sont limitées à quelques espèces parmi les mammifères. Il y aurait lieu d'étendre ces observations non seulement à d'autres animaux de la même classe, mais encore aux autres classes de vertébrés et aux invertébrés. Dans cet ordre d'idées, nous ne trouvons guère à citer que le travail récent de Friedmann (1898).

Les variations du tissu conjonctif testiculaire, dans la même espèce animale, chez l'embryon, le fœtus et l'individu impubère, sont très mal connues. On ne possède, sur ce sujet, que des lambeaux disparates d'observations (Hofmeister, 1872 ; Plato, 1897).

Le développement du tissu conjonctif du testicule devrait être étudié sur une série nombreuse d'embryons *de la même espèce*.

Les variations fonctionnelles ne sont guère mieux

connues. Sauf une observation incomplète d'HANSEMANN (1895), faite chez un mammifère hibernant à spermatogénèse discontinue, la marmotte, on ne sait rien sur les modifications qu'impriment aux cellules interstitielles les variations dans l'activité de la spermatogénèse. Un certain nombre d'expériences que nous avions entreprises dans ce sens n'ont pu être menées à bonne fin, faute de temps.

On sait combien la connaissance des aptitudes pathologiques d'une espèce cellulaire renseigne souvent avec précision sur sa signification générale. Les assez nombreuses données de ce genre (JACOBSON, 1879; LUBARSCH, 1895; HANSEMANN, 1895; MATHIEU, 1898, etc.), existant dans la littérature histologique devraient être coordonnées et complétées.

Il y aurait lieu enfin de pousser plus loin l'étude comparative du tissu conjonctif testiculaire et du tissu conjonctif des autres organes, chez plusieurs espèces.

HISTORIQUE[1]

Comme l'a fait remarquer STIEDA (1897), c'est à LEYDIG (1850) que revient le mérite d'avoir vu le premier quelques-unes des particularités qui distinguent le tissu conjonctif du testicule : les rapports étroits entre ses cellules et les parois des vaisseaux sanguins, la graisse qui les remplit et la coloration jaunâtre qu'elles ont parfois, coloration due à la présence d'un pigment.

En 1857, LEYDIG donne une description un peu plus étendue du tissu conjonctif intertubulaire, particulièrement chez le verrat et le cheval. Il remarque que le testicule du lézard possède aussi un tissu conjonctif particulier.

KÖLLIKER (1854) avait brièvement décrit le tissu conjonctif intertubulaire chez l'homme.

HENLE (1866) émet quelques doutes sur la signification des cellules interstitielles jusqu'ici classées

[1] Dans cet historique, nous avons brièvement signalé les anciens travaux reproduits partout, et nous avons, au contraire, analysé plus longuement les travaux récents.

parmi les cellules conjonctives par LEYDIG et KÖLLIKER. Il en donne une description plus complète.

BOLL (1869), au cours d'un travail sur les glandes acineuses, signale incidemment des rapports étroits entre les capillaires sanguins du testicule et les cellules interstitielles, qui les recouvrent extérieurement de façon à donner l'image d'un tube glandulaire dont la lumière serait le capillaire sanguin.

Dans un travail ultérieur (1871), il range les cellules interstitielles du testicule parmi les cellules conjonctives.

LETZERICH (1868) émit l'opinion que les cellules interstitielles sont des cellules nerveuses. Cette manière de voir, qui n'a plus aujourd'hui qu'un intérêt historique, fut reprise et développée par HARVEY (1875).

Le travail de LA VALETTE SAINT-GEORGE (1871), simple monographie didactique du testicule, parue dans le STRICKER'S HANDBUCH n'ajoute rien à ce que l'on savait jusqu'alors.

Il n'en est pas de même du travail de VON EBNER (1871), qui porte principalement sur le rat, et accessoirement sur le chien, le lapin, le chat, l'homme. Dans la description qu'il donne du tissu conjonctif intertubulaire, chez le rat, nous remarquons qu'il signale les « noyaux à contours indistincts », appartenant à ce que nous décrirons plus loin comme « formes dégénératives ». Il est frappé du grand nombre de cellules à noyaux doubles. Enfin il découvre dans les espaces conjonctifs une substance grossièrement granuleuse, parfois étirée en filaments, et qui n'a rien de commun avec la substance fondamentale conjonctive.

Hofmeister (1872) étudie les cellules interstitielles chez un grand nombre de mammifères. Il s'étend longuement sur leurs variations spécifiques. Il étudie leurs produits d'élaboration (graisse, pigment). Il ne tire aucune conclusion ferme, au sujet de leur origine et de leur signification, mais penche pour leur nature épithéliale.

Mihalkovics (1873) donne une description soignée du tissu conjonctif testiculaire de plusieurs mammifères, mais n'ajoute aucune donnée importante nouvelle. Il pense que les cellules interstitielles sont des cellules conjonctives, et il les compare à d'autres formes cellulaires analogues, dans divers autres organes, et notamment aux cellules des corps jaunes. Plus tard, dans un autre travail (1885), il attribue à ces cellules une origine et une signification épithéliales. Enfin, il revient à sa première opinion, dans un dernier mémoire, qui ne contient d'ailleurs aucune donnée nouvelle (1895).

Waldeyer (1872) s'était déjà occupé des cellules interstitielles du testicule, à propos de l'histogénèse de certaines tumeurs. En 1875, dans un travail d'ensemble sur les cellules fixes du tissu conjonctif, il étudie les cellules interstitielles, qu'il range dans le groupe des « Plasmazellen », grosses cellules sphériques, à protoplasma abondant, variété de cellules conjonctives affectant des rapports étroits avec les vaisseaux. Dans le même groupe, Waldeyer fait encore rentrer les cellules des glandes coccygienne et carotidienne, les grosses cellules périthéliales qu'on rencontre dans l'adventice des vaisseaux cérébraux, les cellules des capsules surrénales, des corps jaunes, les cellules déciduales. Bien que le groupement précédent soit certainement hétérogène et qu'il soit aujourd'hui certain que quelques-unes des variétés ou des espèces cellulaires précédentes sont épithéliales (glandes surrénales, corps jaunes, etc.), la conception générale de WALDEYER reste, à notre avis, fondamentalement exacte. D'ailleurs, avant lui, VON BRUNN (1874) avait décrit des formes spéciales de cellules conjonctives, dans les glandes mammaire et sous-maxillaire.

EHRLICH fit voir (1876, 1879) que les cellules groupées par WALDEYER, sous le nom de *Plasmazellen*, réagissent d'une façon différente vis-à-vis des couleurs d'aniline, et notamment du violet dahlia. Tandis que certaines d'entre elles contiennent des granulations fortement colorables, d'autres restent incolores. Les cellules interstitielles du testicule rentrent dans cette dernière catégorie.

MESSING (1877) étudie de nouveau les cellules interstitielles chez un grand nombre d'espèces de mammifères, et en donne une description soignée, sans faire avancer d'ailleurs notablement la question.

Le travail de JACOBSON (1879) est consacré à l'étude des variations des cellules interstitielles dans l'« inflammation » expérimentale, provoquée chez le chien par des traumatismes du testicule.

Les recherches de TOURNEUX (1879) ont porté sur un grand nombre d'espèces de mammifères. Après avoir donné de ces cellules une description analytique sommaire, il étudie leur développement chez le cheval. Il montre qu'on les trouve dans la glande sexuelle indifférente et, plus tard, dans les deux sexes. Les cellules interstitielles du testicule sont équivalentes aux cellules qu'on rencontre dans la trame de l'ovaire, principalement autour des follicules de DE GRAAF (cellules des parois de l'ovisac). Il signale leur coloration jaune caractéristique par l'acide picrique du picro-carmin. Il distingue deux formes de pigment : un pigment diffus, paraissant intimement uni à la graisse (exemple : porc), un pigment formant des granulations distinctes (exemple : cheval). Il n'hésite pas à faire de ces cellules une variété de cellules conjonctives, et se range sans réserves à l'opinion de WALDEYER, modifiée par EHRLICH.

NÜSSBAUM (1880) trouve que les cellules interstitielles sont constantes chez les mammifères, les reptiles et les oiseaux ; elles suivent le trajet des vaisseaux, mais ne forment pas autour d'eux de gaines, comme le pensait BOLL. Il décrit une « membrane continue de nature conjonctive » autour de chaque groupe de cellules interstitielles. Il pense que les cordons ou amas de cellules interstitielles, que l'on rencontre aussi bien dans l'ovaire que dans le testicule, proviennent de cordons de PFLÜGER qui ne sont pas développés en follicules de DE GRAAF ni en tubes séminifères. Les amas de cellules interstitielles diffèrent absolument des « Plasmazellen ».

Après un long intervalle de temps, pendant lequel il n'est guère question qu'incidemment des cellules interstitielles du testicule dans les nombreux travaux consacrés à la spermatogénèse, nous arrivons à un certain nombre de mémoires importants parus coup sur coup dans ces cinq dernières années.

En 1895, Hansemann apporte quelques données intéressantes sur les variations que subissent les cellules interstitielles, d'une part chez la marmotte en état de sommeil hivernal et en état de veille, d'autre part chez l'homme, dans certains états pathologiques. Chez la marmotte en état de veille et en pleine activité spermatogénétique, les cellules interstitielles sont très nombreuses : le tissu conjonctif intertubulaire ressemble à du sarcome à grosses cellules rondes. Au contraire, chez la marmotte hivernante à spermatogénèse ralentie ou absente, les cellules interstitielles font presque défaut, et on ne trouve que des cellules fixes à corps fusiforme. Hansemann en conclut que les cellules interstitielles sont des cellules conjonctives métamorphosées. Cette simple observation a une importance de premier ordre. On regrette, en lisant le travail d'Hansemann, qu'il n'ait pas cru devoir décrire avec plus de détails le tissu conjonctif intertubulaire de la marmotte. Des observations très incomplètes de cet auteur sur les testicules pathologiques, il ressort cependant ce fait important que dans certaines maladies cachectisantes (phtisie, cancer, syphilis, et surtout anémie pernicieuse progressive) les cellules interstitielles semblent prendre un développement considérable. Il pense que les cellules interstitielles sont aussi le point de départ de certains sarcomes. Les faits pathologiques apportés par Hansemann sont intéressants, car ils appellent l'attention sur un ordre de recherches relativement nouveau, mais ils sont trop peu nombreux, disparates et trop insuffisamment étudiés pour qu'on puisse en tirer des conclusions.

En 1895-1896, Reinke, étudiant un testicule de supplicié, découvre dans les cellules interstitielles des corps cristalloïdaux très remarquables, dont il donne une bonne étude.

Lubarsch (1895-1896) étudie les variations des cristalloïdes de Reinke dans diverses maladies. Il les trouve généralement conservés chez les tuberculeux. Chez l'homme sain, leur abondance est très variable, mais on ne les rencontre que pendant la période d'activité sexuelle. Il réussit à voir ces cristalloïdes à l'état frais et conclut à leur existence pendant la vie. Il y aurait dans les cellules interstitielles d'autant plus de pigment qu'il y a moins de cristalloïdes. Lubarsch parle de l'existence de formes de désintégration (Zerfallsformen) de cristalloïdes. Il incline à penser que les cristalloïdes jouent le rôle de matériaux nutritifs pour l'épithélium séminal. Il découvre enfin une nouvelle espèce de cristalloïdes dans les spermatogonies de l'homme et donne quelques observations concernant les cristaux de Charcot-Leyden que l'on trouve dans l'intérieur des tubes séminifères.

Plato (1897) décrit et figure des canalicules préformés, percés dans la membrane propre des tubes séminifères, chez le chat. Les granulations graisseuses, extrêmement abondantes dans les cellules interstitielles du chat, passeraient à travers ces canalicules pour arriver jusqu'à l'épithélium séminal, qui les utilise comme matériaux nutritifs.

Lenhossék (1897) confirme les faits publiés par Reinke au sujet des cristalloïdes des cellules interstitielles de l'homme, auxquels il attribue aussi la signification de matériel nutritif élaboré par ces cellules et destiné aux tubes séminifères. Il reprend ensuite l'étude des cellules interstitielles du chat dont il donne une description soignée. Il y découvre un double centrosome placé dans une « sphère protoplasmique ». Il exprime nettement l'avis que les cellules interstitielles ont une origine épithéliale, qu'elles proviennent de cordons épithéliaux non utilisés pour former les tubes séminifères. Chez le chat, les cellules interstitielles n'ont, dit-il, rien de commun avec les cellules fixes du tissu conjonctif.

Bardeleben (1897-1898) cherche à démontrer que chez l'homme les cellules interstitielles, nées dans le tissu conjonctif péritubulaire, par reproduction amitotique, et ayant d'ailleurs une origine embryologique épithéliale, sont douées de propriétés amiboïdes grâce auxquelles elles traversent la paroi des tubes séminifères, pour prendre place dans la couche profonde de l'épithélium séminal, à l'état de cellules de Sertoli. Il s'ingénie à trouver des analogies entre les cellules interstitielles et les cellules de Sertoli. Ces dernières, à leur tour, dégénèrent et sont résorbées par les cellules séminales auxquelles elles servent de matériel nutritif. Les cristalloïdes de Reinke, qu'il avait vus et même montrés quelques années avant cet auteur, sont un produit de transformation de l'hémoglobine du sang. Chez le Phascolarctos (marsupial), il aurait trouvé les mêmes cristalloïdes, en dehors et dedans des tubes séminifères.

Dans un deuxième mémoire, Plato (1897) étudie un certain nombre de questions relatives au tissu conjonctif des glandes génitales (testicule et ovaire).

1° *Développement des cellules interstitielles du testicule aux dépens des cellules fixes du tissu conjonctif*; 2° *la substance graisseuse du testicule*; 3° *le testicule de l'homme et les cristalloïdes de Reinke*; 4° *la graisse de l'ovaire*. — Voici ses conclusions, qui résument bien son travail :

Les cellules interstitielles du testicule sont de nature conjonctive.

On ne doit qualifier de « cellules interstitielles » que les cellules intertubulaires du testicule en activité, qui contiennent de la graisse ou du pigment, ou les deux à la fois.

Le pigment du testicule peut se transformer en graisse.

Tout testicule de mammifère en état d'activité contient de la graisse ou du pigment, soit entre les tubes séminifères, soit dans leur intérieur.

Lors du développement du testicule, la graisse ou le pigment sont d'abord extratubulaires.

Quant à la répartition de la graisse et du pigment dans le testicule en activité, il existe trois types : A, beaucoup de graisse intratubulaire, peu de graisse intertubulaire (exemple : le rat) ; — B, beaucoup de graisse intertubulaire, peu de graisse intratubulaire (exemple : le chat) ; — C, pigment intertubulaire, graisse intratubulaire (exemple : le cheval).

L'abondance de la graisse dans les cellules interstitielles et l'abondance de la graisse dans les tubes sont en rapport inverse.

Dans le testicule en activité des types A et C, il se produit un passage des substances spécifiques des cellules interstitielles dans l'intérieur des tubes, soit à l'état dissous, soit à l'état solide.

Les cellules interstitielles constituent dans leur ensemble un « organe auxiliaire trophique ».

Si on considère à un point de vue très général les glandes génitales mâle et femelle, on peut les diviser en deux groupes, suivant la manière dont s'effectue la nutrition des produits sexuels.

1er groupe : glandes génitales à nutrition épithéliale (exemple : le rat). Les matériaux nutritifs (graisse ou pigment) se rencontrent dans les épithéliums sexuels, et non dans les cellules interstitielles.

2e groupe : glandes génitales à nutrition interstitielle, dans lesquelles les matériaux nutritifs sont élaborés en dehors des tubes, et passent soit directement dans les épithéliums sexuels (exemple : le chat), soit indirectement, après avoir subi la métamorphose du pigment en graisse.

Quelle que soit la valeur absolue de ce travail, dont nous ne pourrons discuter les conclusions, faute d'avoir eu le temps de contrôler la plupart des faits avancés par l'auteur, on doit lui reconnaître le mérite d'avoir posé et essayé de résoudre plusieurs questions d'ordre général très importantes.

Bouin (1897) signale la division amitotique très active des noyaux des cellules interstitielles, chez les animaux (cobayes) dont on a oblitéré ou interrompu d'une manière ou d'une autre les voies spermatiques et chez lesquels le testicule subit une involution régressive.

Mathieu (1898) étudie principalement dans les cellules interstitielles du testicule leurs produits de sécrétion cristalloïdaux. Après un historique très complet, il donne, d'après PRENANT, quelques renseignements sur les corps cristalloïdes connus actuellement dans les cellules végétales et animales. Dans son travail, il cherche à vérifier, par l'étude d'un matériel approprié, l'hypothèse suivante faite *a priori :* « Si la cellule interstitielle secrète une substance qui doive servir de matériel nutritif dans la production des spermatozoïdes, en admettant que cette substance puisse cristalliser, lorsqu'elle se trouve en excès, nous devrons trouver des cristalloïdes lorsque les cellules interstitielles fonctionneront et que l'utilisation de leurs produits sera moindre qu'à l'état normal, c'est-à-dire que la spermatogénèse sera diminuée ou abolie. Nous n'en trouverons pas, au contraire : 1° quand les cellules interstitielles ne fonctionneront pas ; 2° quand la spermatogénèse sera considérable, alors même que les cellules interstitielles fonctionneraient convenablement. Nous devons enfin en trouver d'autant plus que la différence entre les facteurs, production et utilisation, sera plus considérable en faveur de la production. » C'est en effet à la vérification de cette hypothèse bien schématique qu'il arrive dans ses conclusions. Cependant la lecture de ces observations n'impose guère la conviction.

MATHIEU trouve chez certains animaux (chat, verrat, cheval) dans le tissu conjonctif du testicule des amas de « filaments cristalloïdiens », ayant des réactions colorantes de cristalloïdes de REINKE, et qu'il assimile à ces derniers, peut-être sans raisons suffisantes. Enfin, il a vu dans ses préparations, chez les animaux (verrat, cheval, taureau, chat) et même chez l'homme, « des tubes entiers disparaître devant l'envahissement des cellules interstitielles », ce qui mérite confirmation.

Beissner (1898), reprenant l'étude des cellules interstitielles du testicule du chat, avec la même technique que Plato (1896), montre que ce dernier auteur a probablement été induit en erreur. Il n'y a pas de canaux préformés ou non dans la paroi des tubes séminifères. Les matériaux nutritifs passent des cellules interstitielles dans les espaces conjonctifs, et de ces derniers dans les tubes à l'état dissous. Il retrouve, après Nüssbaum, une fine membrane de cellules conjonctives, membrane *continue*, autour des amas de cellules interstitielles du chat.

Friedman (1898) se propose de chercher la solution des questions suivantes :

1° La nature de la « substance interstitielle » du testicule :

2° Le rôle de la graisse et des « corps adipeux » dans le testicule de divers animaux ; la signification de la « substance interstitielle » ;

Ses recherches portent principalement sur les amphibiens et, accessoirement, sur quelques représentants des poissons, des reptiles, des oiseaux et des mammifères ; enfin, il a aussi étudié quelques invertébrés (écrevisse, paludine). Il conclut ainsi :

« 1° Les cellules interstitielles du testicule sont indubitablement de nature conjonctive ;

2° Quant à son développement, la « substance interstitielle » du testicule montre, chez tous les animaux, une grande variabilité, suivant qu'elle est physiologiquement nécessaire ou non ;

3° Il y a les relations réciproques les plus étroites entre le degré de développement de la susbtance interstitielle et le stade auquel se trouve le contenu des tubes ;

4° Chez les ranides, il n'y a pas généralement, pendant l'hiver, de tissu interstitiel ; mais ce dernier se régénère toujours pendant l'été ;

5° Il y a la corrélation la plus étroite entre les tubes du testicule et les « complexes » de tissu interstitiel ;

6° Seuls les mammifères, les oiseaux, les reptiles et les anoures possèdent des cellules interstitielles typiques ;

7° Les vertébrés inférieurs, dont le testicule est principalement « folliculaire » (urodèles, cyclostomes, poissons) et les invertébrés, à la place du tissu interstitiel possèdent en général un tissu conjonctif indifférent ; parfois cependant, par exemple chez la paludine, ce tissu indifférent peut être physiologiquement équivalent au tissu interstitiel ;

8° Une fonction importante des cellules interstitielles consiste dans l'élaboration de matériel nutritif graisseux, qui parvient de là jusqu'à l'intérieur des tubes soit à l'état de corpuscules figurés, soit à l'état dissous.

9° Le siège de la première graisse constatable microscopiquement dans le testicule n'est pas dans le tissu interstitiel, mais à l'intérieur des tubes ; ce n'est qu'après que la première provision est épuisée, et qu'un nouveau besoin se fait sentir, que se produit le premier apport de la part du tissu interstitiel.

10° Les spermatozoïdes complètement mûrs n'ont plus besoin de matériaux nutritifs réduisant l'acide osmique.

Nous avons traduit textuellement les conclusions de Friedmann, en laissant aux expressions dont il se sert leur « allure peu histologique », s'il nous est permis de parler ainsi. Nous croyons en effet que ce travail, de même que ceux de Plato, sont bien loin d'avoir résolu en réalité les problèmes difficiles auxquels ces auteurs se sont attaqués.

Lenhossék (1898) est aussi d'avis que les canaux décrits par Plato sont une illusion d'optique ou un artifice de préparation.

Dans le travail de Félizet et Branca (1898), sur le testicule ectopique, on trouve quelques observations sur les cellules interstitielles. Très peu abondantes dans les testicules ectopiques des impubères, elles le sont beaucoup plus dans celui des adultes. Ces auteurs ont rencontré parfois les cristalloïdes de Reinke. De leurs observations, ils ne tirent d'ailleurs aucune conclusion, quant à l'origine, à la nature et à la physiologie des cellules interstitielles.

Tout récemment, Lenhossék (1899) a fait paraître une intéressante note sur les « corpuscules centraux » des cellules interstitielles. Les centrosomes sont facilement mis en évidence dans le testicule du rat et du lapin. Ils ont l'aspect de deux grains rapprochés (diplosomes) inclus dans une zone protoplasmique particulière, au voisinage du noyau. Il signale deux formes de cellules interstitielles chez le rat.

Enfin, mentionnons pour terminer les recherches de C. Regaud (1900) portant sur le tissu conjonctif testiculaire du rat, recherches que nous allons exposer en détail dans les pages suivantes.

I[1]

Généralités sur le tissu conjonctif intertubulaire du testicule. — Variations spécifiques de la trame et des cellules. — Trame conjonctive du rat. Disposition générale du tissu conjonctif chez le rat et quelques autres mammifères.

Le tissu conjonctif intertubulaire du testicule présente une grande diversité d'aspect chez les diverses espèces de mammifères qui ont été étudiées jusqu'à présent à ce point de vue. Les différences portent aussi bien sur la *trame conjonctive* que sur les *cellules*.

[1] Voici quelques renseignements sur la technique employée. Les testicules ont été fixés par les mélanges de LENHOSSÉK, de BOUIN, de FLEMMING ou de TELLYESNICZKY :

Mél. LENHOSSÉK.	Sol aq. sat. de sublimé (dans eau salée à 5 o/o) .	75	vol.
	Alcool absolu . . .	25	—
	Acide acétique pur .	5	—
Mél. BOUIN . .	Sol. aq. sat. d'ac. picrique	75	vol.
	Formol commercial .	25	—
	Acide acétique pur .	5	—
Mél. TELLYESNICZKY . . .	Sol. aq. de bichromate de potasse à 3 o/o . .	100	vol.
	Ac. acétique pur . .	5	—

Le fixateur choisi était injecté sous l'albuginée, pour fixer en place le parenchyme ; ensuite l'organe était découpé en tran-

La trame conjonctive, à peu près complètement absente chez le rat, très rudimentaire encore chez le lapin et le cobaye, est au contraire plus ou moins bien développée chez l'homme, le chien, le chat, le verrat, le cheval, le taureau, etc... Faut-il voir dans ces variations un cas particulier au testicule, ou bien un phénomène plus général, une disposition spécifique, partout la même, dans tous les organes d'une espèce déterminée? C'est cette dernière hypothèse qui est la seule exacte. On sait depuis longtemps, en effet, que le tissu conjonctif lâche a une texture variable suivant les espèces, et nous renvoyons sur ce point aux ouvrages généraux d'histologie, et particulièrement au *Traité d'histologie pratique* de M. Renaut. Les cellules fixes du tissu conjonctif lâche sont d'ailleurs sujettes aux mêmes variations spécifiques quant à leurs détails de forme.

Ces variations spécifiques du tissu conjonctif lâche, dont les causes réelles nous échappent encore, tiennent sous leur dépendance des variations dans le dispositif des vaisseaux sanguins et surtout dans celui des vais-

ches, qui étaient conservées dans le fixateur pendant le temps nécessaire.

Les pièces ont été infiltrées de paraffine et coupées au microtome mécanique de Minot.

Nous avons employé un grand nombre de colorants variés, toujours l'hématéine, avec ou sans double coloration à l'éosine ou l'érythrosine; accessoirement l'hématoxyline ferrique, la safranine, etc., etc.

Nous renvoyons, pour plus amples détails, à divers mémoires de C. Regaud, sur la spermatogénèse, parus ou en cours de publication (1899-1900).

seaux lymphatiques. C. Regaud (1897) a fait voir, en effet, que les capillaires lymphatiques, véritables drains plongés dans le tissu conjonctif lâche, sont, dans une certaine mesure, d'autant moins richement développés dans le testicule d'un mammifère que la texture de la trame connective y est moins serrée. C'est ainsi qu'il n'y a pas de capillaires lymphatiques dans le parenchyme testiculaire du rat, du lapin et du cobaye, le drainage de la lymphe conjonctive s'effectuant avec la plus grande facilité à travers les espaces conjonctifs extrêmement lâches du testicule de ces animaux.

Chez le chien et le chat, il y en a quelques uns, chez le bélier et le taureau, il y en a un grand nombre, parce que la texture de la trame conjonctive est très serrée et aussi que l'organe à drainer est très volumineux.

Les variations spécifiques sont tout aussi accusées, si on considère les cellules interstitielles, et elles ont frappé depuis longtemps les histologistes. Nous allons y revenir avec plus de détails dans un instant, mais demandons-nous d'abord si les variations des cellules sont, comme celles des vaisseaux lymphatiques, sous la dépendance de celles de la trame. Une telle relation existe peut-être, mais elle ne saurait expliquer à elle seule la diversité remarquable des cellules chez des animaux à trame connective pourtant très analogue (chien, chat, bélier, verrat, etc.). En réalité, les différences morphologiques des cellules interstitielles sont difficilement explicables actuellement ; elles tiennent sans doute aux conditions très différentes qui règlent la chimie physiologique de la spermatogénèse chez les diverses espèces, et nous devons nous borner à les décrire sans chercher pour le moment à approfondir leurs causes.

Trame connective dans le testicule du rat. — *Chez le rat, les faisceaux connectifs sont réduits à leur minimum.* De distance en distance, on voit un faisceau très grêle se séparer de la tunique d'une artériole (fig. 1, *a*), pour gagner un vaisseau voisin, par un trajet onduleux. Comme l'a déjà fait remarquer Ebner (1871), il ne faut pas prendre pour des faisceaux connectifs les traînées de substance granuleuse, irrégulières, qui occupent les espaces conjonctifs : ces traînées sont d'ailleurs suffisamment caractérisées par leur diamètre irrégulier, leurs bords effilochés, leurs vacuoles, leur aspect granuleux ; elles sont formées par une substance provenant de la désintégration des cellules interstitielles, sur la description de laquelle nous reviendrons plus loin. En réalité, les faisceaux connectifs authentiques sont très rares. A leur surface, on voit généralement des cellules fixes, plates, du tissu conjonctif.

Les fibres élastiques sont absolument absentes. Sur les préparations colorées à l'orcéine, les éléments élastiques, fibres et lamelles, colorés en brun foncé, ne sont visibles que dans la paroi des vaisseaux.

Les très rares fascicules connectifs n'ont d'ailleurs pas de relations avec la membrane propre des tubes, sur lesquels il ne nous a pas été donné de leur voir prendre appui ; ils semblent dépendre exclusivement des vaisseaux.

Aussi les tubes séminifères du rat jouissent-ils d'une indépendance, d'une laxité remarquables. Ils n'adhèrent pas les uns aux autres, ni avec les vaisseaux. Ils ne sont retenus que par leur intrication avec le riche réseau des capillaires sanguins. Frais ou fixés par un fixateur quelconque, on les dissocie avec la plus grande facilité, et on peut les étaler sur une longueur de plusieurs centimètres. Ce fait a frappé depuis longtemps les auteurs qui se sont occupé de spermatogénèse ; c'est une des raisons qui leur ont fait choisir le testicule du rat comme objet d'études.

Disposition générale du tissu conjonctif intertubulaire chez le rat. — La presque totalité de la masse du tissu conjonctif est occupée, chez le rat, par des cellules interstitielles et par la substance granuleuse dont nous avons parlé.

Les tubes séminifères, chez cet animal, étant orientés presque tous suivant le grand axe de l'organe, parallèlement entre eux, lorsqu'on fait une coupe transversale du testicule, on voit les tubes coupés presque tous en travers. Tangents entre eux, ces tubes laissent des espaces triangulaires ou quadrangulaires. C'est au centre de ces espaces qu'on trouve les amas de « substance conjonctive », généralement autour d'un vaisseau (artériole, veinule ou capillaire). De ces amas partent des tractus formés par un vaisseau capillaire, qu'accompagnent parfois un fascicule connectif, et toujours des cellules interstitielles (fig. 1 et 2).

Ces tractus, transversaux ou obliques, vont rejoindre les amas stellaires voisins, en s'insinuant entre deux tubes tangents. Chaque tube, considéré isolément, est ainsi entouré de cinq ou six amas conjonctifs, incomplètément reliés par des tractus vasculaires, et peut être comparé à un cercle inscrit dans un polygone presque régulier.

Cette disposition simple et remarquable a été signalée en premier lieu par v. EBNER (1871), puis par MESSING (1877).

Chez le rat, il n'y a pas de corps d'HIGHMORE ; les premiers canaux excréteurs sont périphériques et immédiatement sous-jacents à l'albuginée. Il n'y a pas non plus de cloisons fibreuses divisant l'organe en lobules. Dans l'albuginée, très mince, il n'y a pas de cellules interstitielles.

Disposition générale du tissu conjonctif intertubulaire chez quelques autres mammifères. — Bien que nous n'ayons pas de données personnelles originales sur les espèces autres que le rat, nous donnerons cependant quelques renseignements sommaires indispensables à la compréhension générale de notre sujet.

Nous ne dirons rien du *cobaye* et du *lapin*, dont le tissu conjonctif intertubulaire est très semblable à celui du rat, avec quelques variantes peu importantes. Dans ces deux espèces, la trame connective est un peu plus développée. Il n'y a pas de cloisons fibreuses ni de lobules distincts, mais il y a un corps d'HIGHMORE central. Les cellules interstitielles ressemblent à celles du rat.

Chez le *chat*, il y a des cloisons fibreuses et des lobules. La trame connective est représentée par quelques fibres élastiques et des faisceaux connectifs abondants. Les cellules interstitielles ne sont ni plus ni moins nombreuses que chez les trois rongeurs précédemment mentionnés, mais elles ont un aspect absolument particulier. Elles sont volumineuses, globuleuses quand elles sont isolées, polyédriques dans le cas contraire. Elles sont juxtaposées en cordons d'aspect vraiment épithélioïde. Elles sont bourrées de gouttes de graisse. On en trouve non seulement dans les intervalles des faisceaux connectifs intertubulaires, mais encore dans les cloisons fibreuses et dans l'albuginée. Nous aurons l'occasion de revenir sur certains détails de leur structure.

Chez le *chien*, la trame connective intertubulaire est à peu près disposée comme chez le *chat*, mais les cellules interstitielles sont assez différentes. Leur aspect épithélioïde est beaucoup moins marqué.

Chez le *hérisson* (nous n'avons examiné que des individus à spermatogénèse ralentie, pendant l'hiver), le tissu conjonctif nous a paru se rapprocher de celui des trois rongeurs cités.

Chez le *porc*, la trame connective est masquée par l'extraordinaire abondance des cellules interstitielles, polyédriques, serrées les unes contre les autres, entourant chaque tube de toutes parts, et occupant, par leur masse compacte, tout l'espace intertubulaire.

Chez l'*homme*, le tissu conjonctif testiculaire ressemble beaucoup à celui du chien. Les cellules interstitielles se font remarquer par la présence, dans leur protoplasma, des cristalloïdes de Reinke (1896).

Nous bornerons là cet examen comparatif, qui est seulement destiné à mettre en évidence les remarquables variations spécifiques et de la trame conjonctive et des cellules interstitielles. Il en découle aussi la nécessité absolue de ne tirer aucune conclusion d'ordre général, par exemple quant à la nature des cellules interstitielles, sans avoir étudié préalablement un nombre suffisant d'espèces. Il appert manifestement de la lecture des travaux antérieurs, que c'est le testicule du chat qui a servi de type aux partisans de la théorie épithéliale de ces cellules.

II

Les cellules du tissu conjonctif du testicule du rat. — Cellules fixes communes. — Cellules interstitielles ; leurs variétés; leur évolution. — Leucocytes et cellules jeunes périvasculaires. — Relations de ces diverses formes cellulaires entre elles. — Leurs rapports avec les vaisseaux.

Dans les amas de tissu conjonctif qui occupent les intervalles des tubes séminifères chez le rat, on rencontre un certain nombre de formes cellulaires, qu'on peut classer de la manière suivante :

1° Des cellules fixes communes du tissu conjonctif;

2° Des cellules interstitielles, parmi lesquelles on distingue plusieurs variétés ;

3° Des leucocytes et des « cellules jeunes périvasculaires ».

Etudions successivement ces trois catégories de cellules.

Cellules fixes du type commun. — Les cellules fixes, étalées à la surface des rares fascicules connectifs, n'ont ici rien de particulier. Leur noyau est plat et mince; vu en coupe, il est bacilliforme; vu à plat, il est très pâle et à contour régulièrement ovalaire. Ces cellules sont très rares, aussi rares que les fascicules connectifs eux-mêmes. On ne trouve entre elles et les cellules interstitielles proprement dites aucune transition.

Par son aspect, leur noyau rappelle tout à fait celui des cellules endothéliformes de la membrane propre des tubes séminifères.

Cellules interstitielles proprement dites. — Les cellules interstitielles typiques forment l'immense majorité des éléments qui constituent les amas conjonctifs intertubulaires.

Quels que soient le fixateur et les colorants employés, on voit, dès la première inspection d'une bonne préparation avec l'objectif à immersion, que ces cellules sont loin d'être identiques. On peut en décrire quatre types principaux :

Le type jeune ;

Le type adulte ;

Le type sénile ;

Le type décrépit.

Ces quatre types correspondent, comme l'indique le nom que nous leur conservons, d'après C. Regaud, à quatre âges différents d'un seul et même individu cellulaire, qui naît et disparaît sur place.

Type jeune (fig. 1, *c*, *c'* ; fig. 3 : fig. 10 ; fig. 11). — Nous verrons que les cellules du type jeune sont difficiles à distinguer parfois de certains leucocytes et de certaines cellules accolées à la paroi des vaisseaux. Mais, ordinairement, cette distinction est facile, et il est facile aussi de les différencier du type adulte.

A. — Leur *noyau* est plus ou moins régulièrement sphérique, petit et fortement coloré par tous les colorants nucléaires habituels : tels sont ses caractères distinctifs. Analysons-les en détail.

La forme du noyau a une certaine importance. Il est presque toujours sphéroïdal dans celles de ces cellules qui sont, par l'ensemble de leurs caractères, nettement différenciées comme cellules interstitielles (fig. 3, *d* : fig. 10, *b*, *c* ; fig. 11, *b*). Mais on en trouve un grand nombre d'autres dont le noyau est incisé ou lobé et le protoplasma très peu abondant ; ces dernières constituent une variété à limites imprécises, intermédiaire entre le leucocyte ou certaines cellules périvasculaires, d'une part, et les cellules interstitielles jeunes, typiques, d'autre part (fig. 3, *a*, *b* : fig. 10, *d*). Même dans les cellules interstitielles jeunes bien nettement caractérisées, le noyau n'est jamais parfaitement sphérique. Il présente toujours un léger aplatissement du côté où est placé le « diplosome » (voir plus loin). Parfois le noyau, au lieu d'être sphérique, est ovoïde ou même allongé en forme de bâtonnet trapu (fig. 11, *c*). La forme sphérique est la plus fréquente.

La structure de ces noyaux est caractéristique. Ils sont constitués par une masse dense de chromatine homogène, fortement colorable. Sur les préparations colorées par l'hématoxyline ferrique, ils sont d'un noir absolu, opaque (fig. 10, 11). Sur les préparations colorées à l'hématéine, ils sont violet foncé et leur demi-transparence permet de voir que la chromatine y est répartie d'une façon homogène. Lorsque les cellules interstitielles commencent à prendre les caractères des cellules adultes, le noyau s'éclaircit et la chromatine cesse peu à peu d'être homogène (fig. 10, *c*).

Dans les cellules du type jeune, le noyau est toujours unique.

B. — Le *corps de ces cellules* a une forme généralement sphéroïdale, parfois ovoïde; toujours il est très nettement limité et n'est jamais muni de prolongements.

L'abondance du protoplasma est variable. Chez les cellules dont le noyau est encore un peu irrégulier (caractère leucocytaire), on ne trouve ordinairement autour de ce dernier qu'une quantité infime de protoplasma. Dans les cellules interstitielles jeunes bien caractérisées, le protoplasma est plus abondant.

Tantôt le protoplasma a un aspect presque homogène, tantôt il est semé de fines granulations fixant faiblement l'éosine et l'érythrosine. Parfois il contient un plus ou moins grand nombre de grains de pigment jaune clair, anguleux (fig. 10, *c*).

C. — Dans ces cellules interstitielles jeunes, on trouve *constamment*, lorsque la préparation a été convenablement colorée à l'hématoxyline ferrique, un ou généralement deux corpuscules noirs, très petits, très voisins l'un de l'autre, comme jumeaux (fig. 10 et 11). Autour d'eux le protoplasma est un peu moins coloré et fait une petite tache claire. Ils sont toujours voisins du noyau, qui est aplati et même parfois un peu excavé, non pas à leur contact, car ils ne le touchent jamais, mais évidemment sous leur influence. La direction de la ligne joignant les deux corpuscules par rapport à la surface du noyau est quelconque.

Dans les cas rares, où on ne voit qu'un seul de ces

corpuscules, il est permis de supposer que l'autre est masqué par le premier.

Ces deux corpuscules ont été découverts par Lenhossék d'abord chez le chat (1897), puis chez le rat et le lapin (1899). Lenhossék a vu les détails que nous venons de donner relativement à ces corpuscules dans les cellules jeunes, et il les désigne par l'expression heureusement choisie de « *diplosome* ».

Ils ressemblent un peu, quoique beaucoup plus petits, au diplocoque de la pneumonie. Leur petitesse est telle qu'ils atteignent presque les limites de la visibilité aux plus forts grossissements dont nous disposons à l'heure actuelle.

Quant à leur nature et à leur signification, elles sont loin d'être parfaitement connues. Nous admettrons volontiers avec Lenhossék, qu'il s'agit là de *centrosomes* inclus dans une « *sphère* » de protoplasma différencié. D'ailleurs on a trouvé ces « diplosomes » dans un grand nombre d'autres espèces cellulaires, même en l'absence de tout phénomène de division karyokinétique.

Type adulte (fig. 1, *f*, *f'*, *g*, *g'*; fig. 4, 7, 11 *a*). — Les cellules interstitielles du type adulte sont beaucoup plus grosses que les jeunes. Elles en diffèrent en outre par les caractères de leur noyau et de leur protoplasma.

A. — Leur noyau est gros et a ordinairement la forme d'un ellipsoïde légèrement aplati. Souvent il présente des échancrures ou des fentes plus ou moins profondes, qui témoignent d'une activité amitotique et sur lesquelles nous reviendrons.

Dans les cellules jeunes, comme dans les cellules adultes, le noyau est souvent périphérique par rapport au corps cellulaire, fait signalé par beaucoup d'auteurs.

La structure de ces noyaux est bien différente de celle des noyaux jeunes. Ils possèdent une membrane nucléaire nette, assez épaisse, à la face interne de laquelle sont accolées des mottes de chromatine variables en nombre, dimensions et formes. L'intérieur du noyau est occupé par un suc nucléaire à peu près incolorable, traversé par des filaments de linine, ténus, entre-croisés, non colorables par l'hématoxyline ferrique, mais prenant, comme la membrane nucléaire, une teinte violette très légère par l'hématéine ; on admet que la membrane du noyau est aussi formée de linine.

Il n'y a généralement pas de nucléole vrai distinct des mottes de chromatine.

Les noyaux intermédiaires entre l'état jeune et l'état adulte ont des caractères qui tiennent de l'un et de l'autre type. L'éclaircissement de leur noyau par le dépôt de croûtes de chromatine contre la membrane nucléaire s'effectue peu à peu.

Un grand nombre de cellules interstitielles adultes ont deux noyaux juxtaposés dans le même sens, et quelques-unes en ont trois.

B. — Le *corps cellulaire* est toujours nettement limité. La cellule a une forme non plus sphérique mais polyédrique irrégulière. Souvent elle est étirée dans un sens. Nous ne lui avons pas trouvé les prolongements décrits par plusieurs auteurs et notamment par Tourneux (1879).

Le protoplasma est toujours fortement granuleux, comme l'a indiqué Ebner (1871) : les granulations, dans leur ensemble, se colorent faiblement par l'éosine, l'érythrosine, la fuchsine acide, le vert lumière, etc. ; elles restent incolores par l'hématoxyline ferrique. Nous ne connaissons pas de colorant qui se fixe sur elles spécifiquement.

Il y a souvent dans le protoplasma de petites vacuoles.

Dans les préparations fixées par un mélange osmique on rencontre fréquemment, dans les cellules adultes, de fines granulations graisseuses noires, peu abondantes.

Exceptionnellement, on met en évidence, au moyen de la safranine, des corps sphériques inclus dans le protoplasma (corpuscules fuchsinophiles ou safranophiles, corpuscules de Russell, vus par Lubarsch (1896) dans les cellules interstitielles de l'homme).

Comme l'a fait remarquer Lenhossék (1899), l'hématoxyline ferrique ne colore que rarement chez le rat des grains anguleux *(grains sidérophiles)* qui ne sont peut-être que les grains de pigment signalés plus haut dans les cellules jeunes.

C. — Les cellules du type adulte contiennent aussi le « diplosome », avec les mêmes caractères précédemment énumérés, sauf une petitesse plus grande encore et une distance plus grande par rapport à la surface du noyau. Il semble aussi que la présence du diplosome soit moins constante dans ce type cellulaire que dans le précédent.

Type sénile (fig. 2 ; fig. 5). — C'est par des transitions insensibles qu'on passe du type adulte au type sénile.

A. — Le *noyau* sénescent est de plus en plus volumineux. Il est en général *parfaitement sphérique*. Sa membrane nucléaire est mince et incolorable (hématéine) ; toute sa chromatine est disposée sous forme de croûtelles à la surface interne de cette membrane. On ne voit plus de fils de linine.

Ces noyaux ressemblent à de petits ballons minces, distendus.

Il n'est pas rare de trouver deux noyaux par cellule.

B. — Les limites du corps cellulaire commencent à devenir indistinctes, par suite de la formation de boules sarcodiques volumineuses qui diffluent hors de la cellule en faisant disparaître ses contours. Il en résulte que le protoplasma est creusé de vacuoles plus ou moins confluentes, qui lui donnent un aspect spongieux.

La substance ainsi éliminée forme des flaques de forme irrégulière et variable, qu'il est parfois malaisé de délimiter exactement par rapport aux corps cellulaires.

Cependant, comme l'a fait remarquer Lenhossék (1899), la coloration à l'hématoxyline ferrique accentue mieux que toute autre les contours des cellules.

C. — *Dans ces cellules sénescentes, il est très rare de trouver le diplosome.*

Type décrépit (fig. 6). — C. Regaud (1899), qui a découvert l'évolution des cellules interstitielles vers la sénescence et finalement la désintégration totale de leur substance, donne le nom de *cellules décrépites* aux cadavres déformés des cellules interstitielles, que l'on trouve en abondance variable dans tous les testicules du rat adulte.

Ces cadavres cellulaires ne sont reconnaissables qu'aux débris de leur noyau, débris plus résistants et plus caractéristiques que le reste de la cellule.

Ces débris se présentent sous forme de membranes nucléaires plissées, chiffonnées, ratatinées, parfois encore continues, souvent aussi fragmentées, et reconnaissables seulement aux grains de chromatine qui leur restent attachés.

Tous les intermédiaires se rencontrent entre les noyaux séniles et les débris nucléaires à peine reconnaissables. Il se fait, au cours de cette évolution régressive, une dissolution de la chromatine, qui probablement dialyse, sous une autre forme chimique, à travers la membrane nucléaire encore intacte.

Dès le début de la décrépitude de la cellule, le protoplasma s'en va en débris granuleux, de sorte que le noyau reste bientôt isolé au milieu d'une masse informe sans limites distinctes.

La cellule interstitielle est alors morte, et disparaît peu à peu.

Quelques détails de cette évolution, dont Cl. Regaud a pu suivre pas à pas, d'une façon continue, tous les stades jusqu'à la disparition de la cellule, avaient été entrevus avant lui par un petit nombre d'auteurs, qui n'en avaient d'ailleurs pas saisi la signification. Ebner (1871) a signalé chez le rat des cellules qui répondent au type sénescent. Lenhossék (1899) a distingué, également chez le rat, des cellules à noyau fortement coloré et des cellules à noyau pâle. Le même auteur, en 1897, avait vu chez un homme supplicié, des cellules interstitielles dont le corps cellulaire, chargé de cristalloïdes de REINKE, paraissait s'égrener dans le tissu conjonctif ; il attribua cette apparence à un défaut de fixation.

MATHIEU (1898) remarqua aussi, chez divers animaux (chat, verrat, cheval), que les groupes de cellules interstitielles où on rencontre ce qu'il a appelé des *filaments cristalloïdiens*, semblent en état de « déchéance », de désintégration. Mais ces observations, d'ailleurs justes, étaient restées très incomplètes.

L'évolution et la disparition des cellules interstitielles chez le rat n'est pas douteuse. Il est probable que de nouvelles observations, faites chez d'autres espèces de mammifères, permettront de généraliser ce processus.

Il est à peine besoin de faire remarquer que la technique suivie n'est pour rien dans les faits que nous avons décrits. Les fixateurs employés ont été variés et donnent de bons résultats ; d'ailleurs les modifications nucléaires décrites ne peuvent pas leur être imputables. Tout au plus pourrait-on admettre que les réactifs accentuent la dislocation des protoplasmas sénescents. Le fait que les cellules décrites comme sénescentes et décrépites se retrouvent mélangées à d'autres ayant des caractères tout différents suffirait d'ailleurs à faire écarter ce genre d'objections.

Leucocytes et cellules jeunes périvasculaires. — Nous n'avons pas rencontré, chez le rat, de leucocytes polynucléaires ordinaires dans le tissu conjonctif intertubulaire.

Nous n'y avons pas vu de leucocytes granuleux, ni de *mastzellen*.

Cette constatation négative nous paraît de toute importance. Nous sommes en effet habitués à voir les tissus et les organes dans lesquels la consommation de matériaux nutritifs est quelque peu considérable (glandes salivaires, muqueuses digestives, etc.), parcourus par un grand nombre de leucocytes migrateurs, qui apportent aux cellules différenciées une partie de leurs « aliments ». Il est donc étrange, au premier abord, que dans les testicules en activité, où la consommation de matériaux nutritifs par l'épithélium séminal, est colossale, on ne rencontre pas de leucocytes.

Il faut admettre ou bien que ces leucocytes revêtent ici une forme particulière, ou bien qu'ils sont suppléés dans leurs fonctions par d'autres cellules.

Par contre, on trouve ici une forme spéciale de cellules que, faute d'être définitivement fixés sur leur origine et leur signification, nous appellerons provisoirement, avec Cl. Regaud, « cellules mésodermiques jeunes périvasculaires » (fig. 1, *d, d', d''*).

Ce sont des cellules petites, dont le protoplasma est réduit à une mince couche hyaline entourant le noyau. Le noyau lui-même a la même structure que celui des cellules interstitielles jeunes, c'est-à-dire qu'il est formé d'une masse presque homogène de chromatine fortement colorable. Ce qui caractérise ces cellules, c'est la forme irrégulière, polylobée de leur noyau. Sur certaines d'entre elles, on voit un centrosome ordinairement unique.

Ces cellules sont parfois à une certaine distance de tout vaisseau, mais *dans l'immense majorité des cas, elles font partie de l'adventice des artérioles, ou bien sont adjacentes à la paroi des capillaires.*

Que sont ces cellules? Il ne nous est pas possible de répondre avec certitude. Nous nous bornerons à reproduire les deux idées *hypothétiques* suivantes : 1° Elles sont une forme de leucocytes émigrés des vaisseaux ; 2° elles sont des cellules fixes du tissu conjonctif, résultant de la prolifération de cellules fixes préexistantes.

Contre la deuxième hypothèse sont les faits suivants : *a)* les cellules fixes adultes sont très rares, tandis que ces « cellules mésodermiques jeunes périvasculaires » sont très nombreuses ; *b)* on ne les voit pas se diviser d'aucune façon.

Il y aurait bien un moyen de concilier les deux hypothèses précédentes : ce serait d'admettre la provenance leucocytaire des cellules interstitielles d'une part, des cellules fixes de l'autre, aux dépens de leucocytes émigrés et fixés. Mais les faits jusqu'ici observés, du moins dans le cas particulier dont nous nous occupons, ne permettent pas d'admettre, sans de grandes réserves, cette manière de voir.

Par contre, une chose paraît pouvoir être affirmée, c'est que *les cellules interstitielles résultent de la métamorphose, de l'évolution des petites cellules mésodermiques jeunes périvasculaires.*

Relations de ces formes cellulaires entre elles et avec les vaisseaux. — Les divers types de cellules interstitielles que nous venons de décrire ne sont pas distribués sans aucun ordre dans le testicule de de tous les rats adultes.

L'examen attentif des testicules de plusieurs rats nous a montré qu'il y a des *variations individuelles* quant à l'abondance relative des divers types. Ces variations sont-elles en rapport avec des différences dans l'activité de la spermatogénèse? C'est ce qu'il nous est impossible d'affirmer, malgré quelques expériences entreprises pour élucider cette question.

Dans les différents points d'un même testicule, les divers types de cellules interstitielles sont répartis d'une façon très remarquable; on ne les trouve ordinairement pas pêle-mêle. Au contraire, un des types décrits prédomine nettement sur les autres dans chaque amas de cellules; on trouve en grande majorité, en un point donné, des cellules jeunes, adultes, sénescentes ou décrépites. Souvent même on ne trouve, dans un amas périvasculaire, que des éléments d'un seul type, à l'exclusion des autres.

On doit donc admettre que l'évolution des cellules interstitielles se fait simultanément pour tout un groupe de cellules. Il se passe pour ces cellules quelque chose de comparable à ce qu'on observe pour les générations cellulaires qui se succèdent dans l'épithélium séminal.

La question des rapports entre les vaisseaux sanguins et les cellules interstitielles a beaucoup préoccupé les auteurs qui se sont succédé. On a tour à tour nié et affirmé l'existence de ces rapports. En réalité, chez le rat, on ne peut pas ne pas les admettre. Les amas de cellules interstitielles sont toujours périvasculaires. Il est exceptionnel de voir des cellules interstitielles indépendantes de tout vaisseau.

Mais ces relations vasculaires, chez le rat du moins, ne sont jamais assez étroites pour donner l'aspect qui avait frappé Boll (1869) : un capillaire sanguin entouré d'une rangée de cellules interstitielles, de la même façon que des cellules glandulaires bordent la lumière d'un acinus ou d'un tube glandulaire. Chez le chat et le verrat, au contraire, cette dernière disposition peut être observée ; elle est due à la forme épithélioïde des cellules interstitielles.

D'ailleurs, ces relations entre les vaisseaux sanguins et les cellules interstitielles n'ont rien qui doive surprendre, si l'on admet la nature conjonctive de ces cellules.

On sait, en effet, que le tissu conjonctif lâche est le compagnon obligé des vaisseaux, sauf dans certains épithéliums et paraépithéliums. Or, dans le testicule, l'immense majorité des cellules conjonctives sont représentées par les cellules interstitielles.

Le voisinage intime avec les vaisseaux est encore un trait commun entre les cellules interstitielles du testicule et les cellules adipeuses.

Les « cellules mésodermiques jeunes » dont nous avons parlé se rencontrent presque exclusivement au voisinage immédiat des parois vasculaires. Si ce que nous avons admis provisoirement est reconnu définitivement exact, à savoir que les cellules mésodermiques jeunes sont le premier stade des cellules interstitielles, il faudra en conclure que l'évolution de ces cellules, depuis leur naissance jusqu'à leur mort, se fait d'une manière centrifuge (en considérant les vaisseaux comme centres de leur formation).

Les cellules interstitielles ont-elles des relations avec les vaisseaux lymphatiques? Chez le rat, les vaisseaux lymphatiques ne dépassent pas l'albuginée (C. Regaud, 1897) ; par conséquent, les cellules interstitielles n'ont aucun rapport avec eux. Chez cet animal, et à un degré moindre chez le lapin et le cobaye, les espaces conjonctifs ont un développement et une laxité extraordinaires. Les cellules interstitielles y déversent leurs produits. Mais il faut bien se garder, comme le font encore nombre d'auteurs récents (Reinke, 1896 ; Lenhossék, 1897, p. 78, p. 83-84 ; Bardeleben, 1897), de prendre pour des cavités lymphatiques les espaces conjonctifs. Entre ces deux ordres de cavités il y a la barrière d'un endothélium continu.

III

Physiologie des cellules interstitielles du testicule, particulièrement chez le rat. — Leur reproduction : Figures amitotiques. Signification de ces amitoses. — Leur activité sécrétoire : graisse, pigment, cristalloïdes, etc. — Coagula des espaces conjonctifs. — Relations physiologiques entre ces cellules et les tubes séminifères ; opinions de Plato et de Bardeleben.

Nous avons donné la description, aussi précise et aussi complète que possible, du tissu conjonctif intertubulaire du rat. Il nous reste à étudier le fonctionnement des cellules interstitielles, chez cet animal, en comparant les données qui lui sont particulièrement applicables avec les renseignements que nous possédons déjà sur d'autres espèces.

Reproduction des cellules interstitielles. — A. *Mitoses.* — Jamais, absolument jamais, on n'observe de figures de division karyokinétique sur les éléments propres du tissu conjonctif intertubulaire, chez le rat adulte (Regaud). Cette constatation négative a été faite aussi chez le cobaye et le lapin. Il est probable qu'elle est aussi valable pour les autres espèces.

Cette opinion est celle d'Hansemann (1895), de

Lenhossék (1897) et de Bardeleben (1897), pour l'homme ; Reinke (1895), chez l'homme, aurait vu des mitoses sur les cellules interstitielles. Lenhossék (1899) a vu quelques mitoses chez le lapin et le chat, mais il considère néanmoins les cellules interstitielles comme habituellement au repos. Mathieu (1898) n'a jamais vu de mitoses chez diverses espèces de mammifères.

Comme le fait remarquer Bardeleben, des observations positives, quelque rares qu'elles soient, lorsqu'elles sont faites par des histologistes de la valeur de Reinke et de Lenhossék ne peuvent être contestées. Les figures karyokinétiques sont d'ailleurs tout à fait caractéristiques.

Nous nous permettrons cependant de faire ressortir une cause d'erreur tout à fait importante. Lorsqu'on fait avec un microtome mécanique des coupes d'objets infiltrés de paraffine, il arrive constamment que des éléments anatomiques sont déplacés par le frottement du couteau, portés à une certaine distance de leur place naturelle, et collés. Cet inconvénient se produit quelles que soient les précautions prises. Les éléments ainsi déplacés peuvent être des nucléoles, des chromosomes, des gouttelettes graisseuses noircies par l'acide osmique, des têtes de spermatozoïdes entières ou coupées, des cellules entières. Il est évident que lorsqu'on voit dans un espace intertubulaire des têtes de spermatozoïdes, il n'y a pas de doute sur la manière dont elles y ont été amenées : à coup sûr elles n'y ont pas pris naissance. Mais lorsqu'il s'agit de gouttelettes de graisse ou de cellules, on peut être trompé.

Or, on rencontre souvent, parmi les cellules interstitielles, des cellules entières, au stade spirème, par conséquent en voie de karyokinèse. Si on examine avec soin ces cellules, on trouve toujours un détail de structure qui permet de reconnaître leur véritable nature de spermatogonies ou de spermatocytes. Ce détail sera par exemple le corps lenticulaire de LENHOSSÉK, qui caractérise le noyau des spermatocytes du rat, ou bien l'arrangement typique des chromosomes. Il faut bien se garder de croire que ces cellules en mitoses sont des cellules interstitielles.

Nous concluons donc catégoriquement que les cellules interstitielles ne se multiplient pas par karyokinèse chez l'animal adulte, du moins habituellement.

B. *Amitoses.* — Par contre, les figures de division amitotique sont très communes sur les noyaux des cellules interstitielles adultes.

Le processus amitotique s'effectue de la façon suivante. Sur le noyau ellipsoïdal aplati apparaît un sillon rectiligne courant d'un pôle à l'autre de l'ellipsoïde, au milieu de l'une des faces. Ce sillon, d'abord très superficiel, devient de plus en plus profond, comme une fente étroite, et finit par atteindre la face opposée du noyau. Ce dernier est alors divisé complètement en deux moitiés. La fente amitotique est toujours longitudinale, jamais transversale. Elle s'effectue toujours d'une face à l'autre, et on ne voit pas deux sillons, ayant commencé un sur chaque face, se rencontrer dans l'axe du noyau. La fente s'effectue par l'invagination de la membrane nucléaire, qui entraine avec elle les granulations de chromatine dont elle est intérieurement revêtue. Lorsque la fissuration du noyau est complète, les deux moitiés s'arrondissent à leurs extrémités et deviennent chacune un ellipsoïde aplati.

Ces différents détails s'observent avec une netteté parfaite, en comparant un grand nombre de noyaux intéressés par la coupe dans des plans différents. Sur les noyaux coupés perpendiculairement à leur grand axe, la fente amitotique, elle-même coupée en travers, apparaît nettement comme une invagination de plus en plus profonde.

La coloration à l'hématéine de préparations fixées par les mélanges de LENHOSSÉK, de BOUIN ou de TELLYESNICZKY, est particulièrement favorable à l'étude de ces amitoses. L'hématéine colore en effet en violet clair la membrane des noyaux, dont on peut, par conséquent, suivre toutes les variations de forme. Sur les préparations colorées par la safranine (après les mélanges osmiques d'HERMANN ou de FLEMMING) ou par l'hématoxyline ferrique (par exemple après la fixation par le sublimé), la chromatine est seule colorée, la membrane restant incolore : les formes amitotiques ne se voient que très mal, et échappent aisément à l'observateur non prévenu de leur existence.

Ces particularités de technique avaient déjà été mises en évidence par Cl. REGAUD (1898), à propos de la division amitotique des noyaux de SERTOLI de l'épithélium séminal.

La division amitotique est limitée au noyau. Généralement le corps cellulaire ne se divise pas. *Le processus aboutit simplement à la formation de cellules à noyau double.*

Très exceptionnellement, la fente amitotique est

bifurquée en Y et divise le noyau en trois parties égales.

Les noyaux fils résultant de cette division sont identiques au noyau père. Ce sont d'emblée des noyaux du type adulte. Ils subissent sans exception apparente l'évolution sénile.

La division amitotique des noyaux des cellules interstitielles n'est donc pas un processus de multiplication cellulaire. Elle ne sauve pas la cellule de la mort finale. C'est une *amitose dégénérative*.

Ajoutons que ces figures amitotiques sont groupées en grand nombre, par territoires. Cette disposition est évidemment la conséquence de l'évolution simultanée de tout un groupe de cellules interstitielles.

Sur les noyaux des « cellules mésodermiques jeunes périvasculaires » on observe souvent des incisures, d'ailleurs bien différentes de ce que nous venons de décrire, et rappelant l'aspect des leucocytes à noyaux polylobés. Faut-il voir là des figures de division amitotique? Nous ne le croyons pas, et nous devons rester dans le doute au sujet de l'origine réelle des cellules interstitielles. Tout ce que nous pouvons affirmer, c'est que, chez le rat, ces cellules sont des *éléments stériles*. Si l'on admet que la notion de *spécificité* implique la faculté pour l'espèce (animale ou cellulaire) de *se reproduire* indéfiniment avec tous ses caractères, on ne doit pas considérer les cellules interstitielles comme une *espèce cellulaire* véritable.

Plusieurs auteurs ont déjà signalé les fentes ou échancrures que nous venons de décrire.

LENHOSSÉK (1897) parle incidemment de dépressions, et même d'incisures siégeant en face du diplosome chez le chat. En 1899, il s'exprime ainsi : « Von Amitosen, wie sie neuerdings geschrieben wurden, habe ich nichts an ihnen gesehen und verhalte mich durchaus skeptisch diesen Angaben gegenüber. » Par contre, Bardeleben (1897) admet sans hésitation la reproduction par amitose des cellules interstitielles. Il parle, à propos des testicules d'homme et de phascolarctos (marsupial), de *Einbuchtungen*, *Einchnürungen*, *Zerklüftungen*, mais ne décrit nulle part le processus amitotique complet. Bouin (1897) a vu des fentes amitotiques sur les noyaux de cellules interstitielles de cobayes, pendant l'involution régressive que subit l'organe dont on a interrompu, par ligature, section ou autrement, les voies d'excrétion. Mathieu (1898) a vu aussi des fentes amitotiques sur les noyaux des cellules interstitielles, notamment chez le cheval. Toutes ces observations étaient très incomplètes.

Fonctions sécrétoires des cellules interstitielles. — Chez toutes les espèces de mammifères étudiées, y compris l'homme, on connaît plus ou moins bien la fonction sécrétoire des cellules interstitielles. Le produit de sécrétion de ces cellules est très variable suivant les espèces, et il est probable que, chez la même espèce, les cellules interstitielles fabriquent plusieurs substances chimiques. En fait de produits fabriqués par ces cellules, on connaît : la graisse, le pigment, les cristalloïdes. Nous ajouterons à cette liste le produit de sécrétion trouvé chez le rat. Nous dirons aussi quelques mots d'inclusions diverses trouvées dans le protoplasma : corpuscules de Russel, granulations sidérophiles et filaments cristalloïdiens.

A. *Graisse*. — La présence de gouttelettes de graisse dans les cellules interstitielles du testicule a frappé les premiers observateurs (Leydig, 1850 ; Kölliker, 1854, etc.). La graisse est en effet aisément reconnaissable, soit à l'état frais, par sa réfringence, soit par la coloration noire que lui donne l'acide osmique, un des premiers réactifs introduits en technique histologique. A vrai dire, nous ne désignons sous le nom de graisse, en histologie, que les substances noircissant par l'acide osmique.

La graisse existe dans le testicule de tous les mammifères étudiés, mais en abondance très variable. On la trouve, soit dans l'épithélium séminal, soit dans les cellules interstitielles, et cela en proportions également variables. La graisse paraît être une substance nourricière indispensable à la production des spermatozoïdes. Mais nos connaissances en chimie physiologique et même en histologie, sur ce point particulier de la spermatogénèse, sont encore bien rudimentaires, quelque progrès qu'Ebner (1888) ait fait faire à l'étude de la graisse intratubulaire, et quelque intéressantes que soient les idées émises sur le rôle de la graisse dans le testicule par Plato (1896, 1897) et par Friedmann (1898).

Chez le rat, qui nous occupe spécialement, on trouve une très faible quantité de graisse décelable par l'acide osmique dans les cellules interstitielles, et au contraire une quantité considérable de la même substance dans l'épithélium séminal.

Dans les cellules interstitielles, la graisse se présente

sous forme de fines gouttelettes, en nombre variable, dans quelques cellules du type adulte.

Dans l'épithélium séminal, la graisse subit une évolution très remarquable, découverte par Ebner (1888) chez le rat, vérifiée chez le cobaye par Meves (1899) et chez le rat par Cl. Regaud (communication orale inédite). A un certain moment de la spermatogénèse, exactement après l'expulsion des spermatozoïdes, on voit apparaître dans la couche génératrice de l'épithélium séminal, incluses dans le protoplasma plasmodial (Tellyesniczky, 1894; Regaud, 1899), des gouttelettes de graisse de plus en plus abondantes et volumineuses pendant la première phase du développement des jeunes spermatides. A partir du moment où les spermatides, continuant à se métamorphoser en spermatozoïdes, développent leur lobe protoplasmique et se groupent en spermatophores, la graisse incluse dans le protoplasma plasmodial sertolien disparaît peu à peu. En même temps, dans le lobe protoplasmique des spermatides apparaissent de très fines gouttelettes graisseuses et des granulations chromatophiles (*tingirbare Körner* d'Ebner), qui se fusionnent en masses de plus en plus considérables. Lorsque les spermatides sont devenues des spermatozoïdes presque mûrs, leur lobe protoplasmique se sépare en un corps résiduel. Lorsque enfin les spermatozoïdes sont éliminés, le contenu des lobes résiduels est partiellement repris par le plasmodium sertolien; la graisse et les corps chromatophiles que ces lobes contiennent retournent dans la couche génératrice, et la même évolution recommence.

Ainsi la graisse, pour ne parler que d'elle, sert à la

formation des spermatozoïdes, et comme elle est en grand excès, la quantité inutilisée est reprise pour servir à une future génération de cellules séminales. Comme le dit Ebner, *la graisse circule* dans l'épithélium séminal.

Mais il est bien évident que la même quantité de matériel nutritif ne sert pas indéfiniment. La graisse en excès s'épuise et doit être renouvelée. Elle est renouvelée chez le rat par le plasmodium sertolien, qui puise dans le plasma conjonctif baignant les tubes séminifères, les matières premières nécessaires à l'élaboration de la graisse, *matières premières qui ont sans doute été préparées par les cellules interstitielles.* Si on trouve une petite quantité de graisse dans les cellules interstitielles, cette graisse est sans doute une réserve constituée dans les cas de surabondance nutritive, pour être dépensée dans les moments de suractivité spermatogénétique.

Cette hypothèse, très plausible, se trouve déjà indiquée dans le second travail de Plato (1897).

Chez d'autres espèces (par exemple chez le chat et, à un moindre degré, chez le chien), le rôle respectif du syncytium sertolien et des cellules interstitielles semble différent. En effet, tandis que les cellules de Sertoli contiennent une énorme quantité de graisse toute formée, l'épithélium séminal en contient peu. L'élaboration de la graisse se fait d'une manière exactement inverse de ce qui se passe chez le rat.

Sans insister davantage sur cette question qui mériterait de plus longs développements, nous devons nous demander sous quelle forme la graisse passe du milieu conjonctif dans l'épithélium séminal à travers la membrane propre des tubes.

PLATO (1897) a résolu la question chez le chat, en admettant l'existence, dans la membrane propre des tubes, de *canalicules* préformés ou transitoires, par où les gouttelettes graisseuses passent *directement*, des cellules interstitielles accolées aux tubes, dans l'épithélium séminal, généralement au niveau des « tiges des spermatoblastes ».

LENHOSSÉK (1898) et BEISSNER (1898) ont nié catégoriquement l'existence de ces canalicules et même la possibilité d'un passage aussi « mécanique ». Nous sommes pour notre part convaincu, comme BEISSNER, que PLATO a été induit en erreur par la superposition accidentelle de la membrane propre des tubes et de gouttelettes graisseuses déplacées par le couteau du microtome à paraffine.

Les échanges de matériaux se font sous la forme dissoute. Dans le cas qui nous occupe, comme dans le cas de la résorption de la graisse (émulsionnée) par les cellules de revêtement de l'intestin, il est tout à fait probable que la graisse est saponifiée avant son passage du milieu ambiant (cavité intestinale ou espace conjonctif) dans la cellule, et qu'elle redevient graisse neutre dans cette dernière.

B. *Pigment*. — Le pigment ne nous arrêtera pas longtemps, d'une part, parce qu'il est très rare chez le rat, d'autre part, parce que son histoire est très mal connue et demanderait à être reprise avec des matériaux que nous n'avons pas.

On trouve du pigment dans les cellules interstitielles

du porc, du cheval, de l'homme, de la marmotte (REGAUD, communication inédite), etc.

Ce pigment est variable, non seulement comme quantité, mais aussi comme nature.

Tantôt il paraît dissous (porc), imprégnant le protoplasma des cellules ou fixé sur les gouttelettes de graisse qu'elles contiennent, comme la *lutéine* des cellules de la thèque interne des follicules de de Graaf adultes. Tantôt il est figuré par des grains anguleux (marmotte).

Sa provenance est encore incertaine. BARDELEBEN (1897) le fait, avec quelques apparences de raison, dériver de l'hémoglobine des globules rouges. Les recherches de MAAS sur sa répartition chez l'homme, aux différents âges, auraient besoin d'être reprises.

Les relations entre les cristalloïdes et le pigment chez l'homme (HANSEMANN, 1895 ; LUBARSCH, 1896 ; BARDELEBEN, 1897) sont encore très incertaines.

Il n'est pas certain que le pigment soit du matériel nutritif ; il est probable même, à notre avis, que le pigment granuleux est un *résidu* de la chimie cellulaire.

C. *Cristalloïdes.* — En 1895, REINKE découvrit, chez l'homme, des corps ressemblant à des cristaux inclus dans le protoplasma des cellules interstitielles. Ce ne sont pas de véritable cristaux, car leurs angles ont une valeur inconstante et ils se gonflent par certains réactifs. Ce sont des *cristalloïdes*, dont on connaît déjà un assez grand nombre de représentants en cytologie végétale et animale.

Nous ne nous étendrons pas sur ces intéresantes formations, parce que nous n'avons pas eu l'occasion de les observer. Les cristalloïdes, en effet, semblent jusqu'à présent l'apanage exclusif de l'homme ; on ne les a rencontrés chez aucun des nombreux mammifères chez lesquels on les a recherchés. Nous renvoyons, pour plus amples détails à leur sujet, aux travaux de Reinke, Lubarsch (1896), Lenhossék, Bardeleben (1897), Mathieu (1898).

Des cristalloïdes nous rapprocherons les « *filaments cristalloïdiens* » de Mathieu. Ce sont des corps allongés, assez peu réguliers de forme, ayant les mêmes réactions colorantes que les cristalloïdes de Reinke, rencontrés chez le chat, le cheval, le verrat, de préférence au voisinage de tubes séminifères en voie de disparition, au sein de cellules interstitielles elles-mêmes anormales.

Mathieu attribue à ses « filaments cristalloïdiens » une signification physiologique analogue à celle des cristalloïdes de Reinke. Mais une telle opinion aurait besoin d'être confirmée par de nouvelles recherches.

Nous ne ferons que mentionner les corpuscules colorables par la fuchsine et la safranine, trouvés par Lubarsch (1896) dans le testicule de l'homme, et assimilés par cet auteur aux *corpuscules de* Russel : on les observe rarement chez le rat.

Il en est de même des granulations anguleuses, irrégulières, de taille variable, colorables par l'hématoxyline ferrique, et appelés par Lenhossék (1899) *corpuscules sidérophiles*. Abondantes chez l'homme, le chien, le chat, ces granulations sont rares chez le rat et le lapin.

E. — Le testicule du rat contient, inclus dans le

plasma des cellules interstitielles, très peu de graisse, à peu près pas de pigments, point de cristalloïdes. Nous croyons cependant que les cellules interstitielles de cet animal fabriquent un produit particulier, qui est la *substance coagulée des espaces conjonctifs* signalée déjà plus haut.

Chez tous les rats dont les testicules ont été examinés, environ une dizaine, C. Regaud a rencontré dans les espaces conjonctifs une substance particulière, évidemment coagulée par les réactifs et ayant une structure ordinairement granuleuse ou plus rarement filamenteuse. Cette substance a les mêmes réactions colorantes que le contenu protoplasmique des cellules interstitielles. Elle forme des flaques, parfois très étendues, qui englobent ces cellules.

Cette substance paraît être le produit de sécrétion des cellules interstitielles; peut-être résulte-t-elle de leur désintégration. Son étude est encore incomplète, aussi n'insisterons-nous pas davantage sur son origine et sa signification.

On trouve dans Lenhossék (1897, p. 78) une brève mention d'une substance coagulée par les réactifs, se trouvant dans les cavités *lymphatiques* (??) du testicule de l'homme.

Relations des cellules interstitielles avec les tubes séminifères. — Qu'il y ait entre les cellules interstitielles et les tubes séminifères des relations physiologiques, c'est absolument certain. Nous admettons comme démontré que les cellules interstitielles élaborent les matériaux nutritifs destinés à l'épithélium séminal.

Qu'il y ait aussi entre ces deux formations histologiques des relations de contact, c'est admissible sans difficulté. Ces relations, qui sont rares chez le rat, semblent être habituelles chez le chat, par exemple, où les cellules interstitielles sont souvent accolées à la membrane propre des tubes.

Mais BARDELEBEN (1897) a été plus loin : il croit que les cellules interstitielles, par leurs mouvements amiboïdes propres, traversent la paroi des tubes, apportent directement à l'épithélium séminal les matériaux nutritifs, s'y fixent temporairement à l'état de cellules de SERTOLI pour, finalement, s'y désintégrer et disparaître.

Nous devons dire que chez le rat, rien, absolument rien ne laisse supposer un tel processus. Nous ne croyons pas davantage à son existence chez l'homme, ni chez n'importe quel mammifère. Les cellules interstitielles et les cellules de SERTOLI n'ont à peu près rien de commun. Sans discuter ici les raisons qu'apporte BARDELEBEN, ce qui nous entraînerait trop loin, nous pensons qu'il s'est laissé entraîner à des erreurs d'interprétation.

RÉSUMÉ ET CONCLUSIONS

I. Le tissu conjonctif du testicule est caractérisé par la présence de cellules spéciales, dites « cellules interstitielles », qui ne sont autre chose que des cellules conjonctives modifiées en raison des fonctions nourricières extrêmement importantes qu'elles sont appelées à remplir.

La morphologie de ces cellules présente chez les divers mammifères des variations spécifiques remarquables, dont la signification est encore très obscure.

Ces cellules sont généralement en relation intime avec les parois des vaisseaux sanguins. Elles n'ont pas de relations fixes avec la paroi des tubes séminifères, et ne passent pas dans l'intérieur de ces derniers, contrairement à ce que soutient Bardeleben.

Chez tous les mammifères, on rencontre dans le protoplasma des cellules interstitielles des matériaux élaborés par elles : de la graisse (dans tous les cas), du pigment (très souvent), des granulations amorphes (fuchsinophiles, sidérophiles, etc.), des cristalloïdes (homme).

II. Chez le rat, auquel se rapportent les résultats originaux consignés dans ce travail :

On trouve dans le testicule plusieurs types de cellules interstitielles reliés entre eux par des transitions insensibles : types jeune, adulte, sénile, décrépit. Ces types de cellules se distinguent les uns des autres par des différences dans leur noyau et leur protoplasma.

Les cellules interstitielles subissent donc — et cette conclusion sera très probablement étendue à d'autres espèces — une évolution dont le terme est la disparition et la désintégration complète de la cellule au sein du plasma conjonctif.

Au cours de cette évolution, elles sont le siège d'une multiplication nucléaire amitotique, n'empêchant pas la stérilité de la cellule.

Elles ne présentent jamais de karyokinèses.

Elles ne se reproduisent donc pas d'une façon autonome et, par conséquent, ne constituent pas une espèce cellulaire véritable.

Elles résultent de l'évolution d'éléments mésodermiques périvasculaires dont la nature (cellules conjonctives ou leucocytes) est encore douteuse.

Elles fabriquent une substance particulière qu'on trouve sous forme de masses coagulées granuleuses dans les espaces conjonctifs.

INDEX BIBLIOGRAPHIQUE

BARDELEBEN (K. von), 1897-1. — Die Zwischenzellen des Säugethierhodens (5e Beitrag zur Spermatologie) (*Anat. Anzeiger*, Bd. XIII, Nr 19-20, p. 529-536).

— 1897-3. — Beiträge zur Histologie des Hodens und zur Spermatogenese beim Menschen (7e Beitrag zur Spermatologie (*Archiv. f. Anat. u. Phys., Anat. Abth. Supplementband Festchrift f. W. His.*, p. 193-234, pl. IX-X, 6 fig. dans texte).

— 1898. — Weitere Beiträge zur Spermatogenese beim Menschen (8e Beitr. zur Spermatologie) (*Jenaische Zeitschrift f. Naturwissenschaft*, XXVI Bd., N. F. XXIV, p. 475-520, pl. XVIII-XX). Ce mémoire ne contient que quelques pages (476-479) relatives aux cellules interstitielles : I. Weitere Beweise für die Durchwanderung der Zwischenzellen).

BEISSNER (Hans), 1898. — Die Zwischensubstanz des Hodens und ihre Bedeutung (*Arch. f. mikr. Anat.*, Bd. LI, p. 794-820, Taf. XXVI).

BOLL (Fr.), 1869. — *Beiträge zur mikroskopischen Anatomie der acinösen Drüsen* (voy. p. 20) (Med. inaug. Dissert., Berlin).

BOUIN (P.), 1897. — Études sur l'évolution normale et sur l'involution du tube séminifère (*Arch. d'Anatomie microscopique*, t. I, p. 325-339, pl. XII-XIV).

Brunn (V. von). 1874. — Ueber eine den interstitiellen Zellenmassen des Hodens ähnliche Substanz in der Milchdrüse und Unterkieferdrüse *(Göttinger Nachrichten*, 1874, Nr 19).

Ebner (V. von). 1871. — Untersuchungen über den Bau der Samenkanälchen und die Entwickelung der Spermatozoïden bei den Säugethieren und beim Menschen (voy. p. 6-9). *(Habilitationsschrift Med. Fac. Innsbruck, Leipsig, 1871. Abdrück aus* Rollett, *Untersuch. u. s. w., Graz*, II. 2, p. 200 et suiv., Taf. I).

— 1888. Zur Spermatogenese bei Säugethieren (Voy. V, Die körnigen ausscheidungen der Spermatoblasten, u. s. w., p. 266-281). *Arch. mikr. Anat.*, Bd. XXXI.

Félizet (G.) et Branca (A.), 1898. — Histologie du testicule ectopique *(Journal de l'Anat. et de la Phys.*, t. XXXIV, p. 589-641, pl. XIII).

Friedmann (Franz), 1898. — Beiträge zur Kenntniss der Anatomie und Physiologie der männlichen Geschlechtsorgane *(Arch. f. mikr. Anat.* LII, p. 856-891, Taf. XXXIX-XL).

Hansemann (D.), 1895-1 (8 nov.). — Ueber die grossen Zwischenzellen der Hoden *(Verhandl. der Berliner physiol. Gesellschaft. Sitz am 8 Nov. 1895, in Arch. f. Anat. u. Phys., Physiol. Abth.*, Jahr 1896, p. 176-177).

— 1895-1 (3 déc.). — Ueber die sogenannten Zwischenzellen des Hodens und deren Bedeutung bei pathologischen Veränderungen *(Virchow's Arch. für path. Anat. u. Phys. und für klin. Medicin*, Bd. CXLII. p. 538-546, pl. XIII).

Harwey (R.-J.), 1875. — Ueber die Zwischensubstanz des Hodens *(Centralbl. f. die Medicin Wissenschaften*, Nr 30, p. 497-499).

Henle (J.), 1866. — *Handbuch der systematischen Anatomie des Menschen*. 2e Bd. Eingeweidelehre (voy. 358 et suiv.) Braunschweig.

HOFMEISTER (Fr.), 1872. — Untersuchungen über die Zwischensubstan. im Hoden der Säugethiere *(Sitzungsber. der Kaiserlich. Akademie der Wissenschaften, math.-naturwis.-Klasse*, Bd. LXV, Abth. III, Sitz. am. 7 März, Wien 1872, p. 77-100, 15 fig., Taf. I.).

JACOBSON (A.), 1879. — Zur pathologischen Histologie des traumatischen Hodenentzüdung. Experimentelle Untersuchung *(Arch. f. path. Anat. und Phys. (Virchow's Archiv)*, Bd. LXXV, p. 349-398, 2 pl.).

KÖLLIKER (A.), 1854. — *Mikroskop. Anat. oder Gewebelehre des Menschen*, 2e Bd., specielle Gewebelehre, 2e Hälfte (v. p. 392), Leipsig.

LA VALETTE SAINT-GEORGE, 1871. — Der Hoden, in *Stricker's Handbuch*.

LENHOSSÉK (M. von), 1897. — Beiträge zur Kenntniss der Zwischenzellen des Hodens (*Arch. f. Anat. und Phys.*, anat. Abth., p. 65-85, pl. I).

— 1898. — Untersuchungen über Spermatogenese (*Arch. f. mikr. Anat.*, Bd. LI, voy. p. 232).

— 1899 (août). — Ueber die Centralkörper in den Zwischenzellen des Hodens (*Bibl. Anat.*, t. VII, fasc. 2, p. 90-95, 2 fig. dans le texte.)

LETZERICH (L.), 1868. — Ueber die Endigungsweise der Nerven im Hoden der Säugethiere und des Menschen (*Virchow's Archiv*, 1868).

LEYDIG (Fr.), 1850. — Zur Anatomie der menschlichen Geschlechtssorgane und Analdrüsen der Säugethiere (p. 47, Subst. interstit. du testicule) *(Zeitschrift f. Wissenschaftliche Zoologie*, Bd. II, p. 1-57.)

— 1857. *Lehrbuch der Histologie des Menschen und der Thiere* (v. p. 495). Frankfurt a/M.

LUBARSCH (O.), 1895 (21 déc.). — Démonstration Charcot'scher Krystalle in den Hodenepithelien *(Verhandl. der Rostocker Naturforschenden Gessellschaft.)*

— 1896 (août). — Ueber das Vorkommen Kristallinischen

und Kristalloïder Bildungen in den Zellen des menschlichen Hodens *Virchow's Archiv f. path. Anat. u. Phys.. und f. klin. Medicin..* Bd. CXLV, p. 316-338. pl. VI. fig. 1-3 .

Mathieu (Ch. , 1898. — *De la cellule interstitielle du testicule et de ses produits de sécrétion (cristalloïdes),* 87 pp., 2 pl. thèse de doctorat, Nancy).

Messing (W. , 1877. — *Anatomische Untersuchungen über den Testikel der Säugethiere mit besonderer Berücksichtigung des Corpus Highmori* Med. inaug. Dissert. Dorpat, 1877 .

Meves (Fr. , 1899. — Ueber Struktur und Histogenese der Samenfäden des Meerschweinchens (*Arch. f. mikr. Anat.*, Bd. LIV .

Mihalkovics (V. von . — Beiträge zur Anat. und Histol. des Hodens (*Berichte der math.-phys. Classe der Königl. sächs. Gesellsch. der Wissenschaften.* 26 juli 1873. p. 217 256, 3 Taf, .

Mihalkovics (V. von , 1885. — Untersuch. über die Entwickelung des Harn- und Geschlechtsapparates der Amnioten (*Internat. Monatsschrift. f. Anat.*, I).

Nussbaum Moritz , 1880. — Zur Differenzirung des Geschlechts im Thierreich (V. von der Bedeutung der Hodenzwischensubstanz, p. 85-96 *Arch. f. mikr Anat.*, Bd. XVIII, p. 1-121. Taf. I-IV).

Plato (J. , 1896. — Die Interstitiellen Zellen des Hodens und ihre phhysiologische Bedeutung (*Arch. f. mikr. Anat.*, Bd. XLVIII .

— 1897. — Zur Kenntniss der Anatomie und Physiologie der Geschlechtsorgane (*Arch. f. mikr. Anat.*, Bd. L., p. 640-685. Taf. XXXIV).

Regaud (Cl.), 1897. — *Les Vaisseaux lymphatiques du testicule*, etc. (th. de méd., Lyon. 2e série, n° 112, 1897).

— 1899-1. les Glandes génitales (*Traité d'Histologie pratique de M. le prof.* Renaut. t. II. 2e fasc., voy. p. 1726-1734).

REGAUD (Cl.), 1900. — Notes sur le tissu conjonctif du testicule du rat (*C. R. de la Société de Biologie*, janvier).

REINKE (Fr.), 1895 (30 nov.). — Ueber Kristalloïde in den Zwischenzellen des menschlichen Testikels (*Verhandl. der Rostocker Naturforschenden Gesellschaft.*)

— 1896. — Ueber kristalloïdbildungen in den interstitiellen Zellen des menschlichen Hodens (*Arch. f. mikr. Anat.*, Bd. XXXXVII).

STIEDA (L.), 1877. — Ueber den Bau des Menschenhodens (*Arch. f. mikr. Anat.*, Bd. XIV, p. 17-50, pl. I).

— 1897. — Die Leydig'sche Zwischensubstanz des Hodens. Eine historische Notiz (*Arch. f. mikr. Anat.*, Bd. XLVIII, p. 692 695.)

TOURNEUX (J.), 1879. — Des cellules interstitielles du testicule (*Jourdal de l'Anat. et de la Phys.*), t. XV, p. 305-328, pl. XXV et XXVI, et th. de Paris, 18 juin 1869).

WALDEYER (W.), 1875. — Ueber Bindegewebszellen (*Arch. f. mikr. Anat.*, Bd. XI, p. 176-194, pl. I.)

EXPLICATION DES PLANCHES

Tous les dessins se rapportent au *testicule du rat adulte.*

1. *Capillaire sanguin et tissu conjonctif périvasculaire.*

Fixation par le sublimé (formule de Lenkossék); coupe colorée à l'hématéine et à l'érythrosine. — Grossissement : 663.

Le gros capillaire bifurqué était rempli de globules sanguins qui n'ont pas été représentés, pour ne pas surcharger inutilement le dessin. — Le tissu conjonctif qui entoure ce capillaire ne contient qu'un fascicule connectif grêle *a* et un grand nombre de cellules de diverses variétés; — *b*, capillaire sanguin coupé obliquement, avec un noyau de cellule endothéliale (à gauche); — *c*, *c'*, leucocytes migrateurs, accolés extérieurement au vaisseau; — *d*, *d'*, *d''*, *d'''*, *d''''*..., cellules mésodermiques jeunes périvasculaires; — *e*, *e'*..., cellules interstitielles du type jeune; — *f*, *f'*, cellules interstitielles du type adulte; — *g*, *g'*..., cellules interstitielles en voie d'amitose nucléaire; — *h*, noyau de cellule endothéliale, vu à plat; — *h'*..., noyau du même genre vu de profil.

2. *Un espace conjonctif entre deux tubes séminifères.*

Fixation par le mélange de Bouin. Coupe colorée à l'hématéine et à l'éosine. Grossissement : environ 1000 diamètres.

a, *a'*, membranes propres des deux tubes séminifères; — *b*..., noyaux de cellules endothéliales appartenant à un gros capillaire sanguin; *c*, *c'*, cellules mésodermiques jeunes périvasculaires; — *d*, cellule interstitielle du type adulte; — *e*, cellulles interstitielles déjà sénescentes avec protoplasma vacuolé. Plusieurs cellules interstitielles adultes ou sénescentes ont des noyaux en voie d'amitose; *f*, substance coagulée dans les espaces conjonctifs.

3. Exemples de *cellules interstitielles du type jeune*. Ces cellules ressemblent beaucoup, soit aux leucocytes, soit à certaines cellules périvasculaires.

Fixation par le sublimé (formule de Lenhossék). Coupes colorées à l'hématéine et à l'érythrosine. Grossissement : 1416.

4. *Trois cellules interstitielles du type adulte.*

Fixation par le sublimé (formule de Lenhossék). Coupes colorées par l'hématéine et l'érythrosine. Grossissement : 1416.

a, Fente amitotique divisant complètement le noyau ; *b*, cellule à deux noyaux ; *c*, noyau vu de profil, fente amitotique incomplète, en encoche.

5. *Cellules interstitielles du type sénescent*, à protoplasma spongieux et granuleux, à noyau vésiculeux, à corps cellulaire mal limité.

Fixation par le sublimé (formule de Lenhossék) ; coupes colorées à l'hématéine et à l'érythrosine. Grossissement : 1500.

Le noyau *a* est vu en coupe optique transversale, le noyau *b* est vu par sa surface.

6. *Cellules interstitielles décrépites.*

Fixation par le sublimé (formule de Lenhossék) ; coupes colorées à l'hématéine et à l'érythrosine. Grossissement : 1385.

a et *b*, noyaux vus par leur surface ; — *c* et *d*, noyaux vus en coupe optique : — *e*, noyau disloqué. Le protoplasma de ces cellules forme une masse informe, granuleuse qui s'effrite dans les espaces conjonctifs.

7. *Cellule interstitielle. Fente amitotique complète du noyau vu transversalement.*

Fixation par le sublimé (formule de Lenhossék) ; coupes colorées à l'hématéine et à l'érythrosine. Grossissement : environ 1500 diamètres.

8. *Cellule interstitielle décrépite.*

Fixation par le sublimé (formule de Lenhossék) ; coupe colorée à l'hématoxyline ferrique.

9. *Cellule interstitielle à noyau double.*

Disposition des centrosomes de part et d'autre de la fente de séparation. Il y a, dans la fente même, un troisième grain sidérophile.

Fixation par le sublimé (formule de Lenhossék) ; coupe colorée à l'hématoxyline ferrique et à l'érythrosine.

10. *Cellules conjonctives et interstitielles jeunes*, avec leurs centrosomes.

Fixation par le sublimé (formule de Lenhossék) ; coupe colorée à l'hématoxyline ferrique et à l'érythrosine. Grossissement moyen 1673.

a. Le corps cellulaire contient une certaine quantité de grains de pigment jaune clair : ce pigment est très abondant dans la cellule *c* ; *b*. cellule semblable à une cellule conjonctive périthéliale ; *d*. cellule semblable à certains leucocytes.

11. *Cellules interstitielles jeunes (b, c) et adulte (a).* Dans la cellule c il paraît y avoir un troisième centrosome.

Fix. au sublimé (formule de Lenhossék) ; coupe colorée à l'hématoxyline ferrique et à l'érythrosine. Grossissement moyen : 1445.

Lyon. — Imp. A. Rey, 4, rue Gentil. — 22260

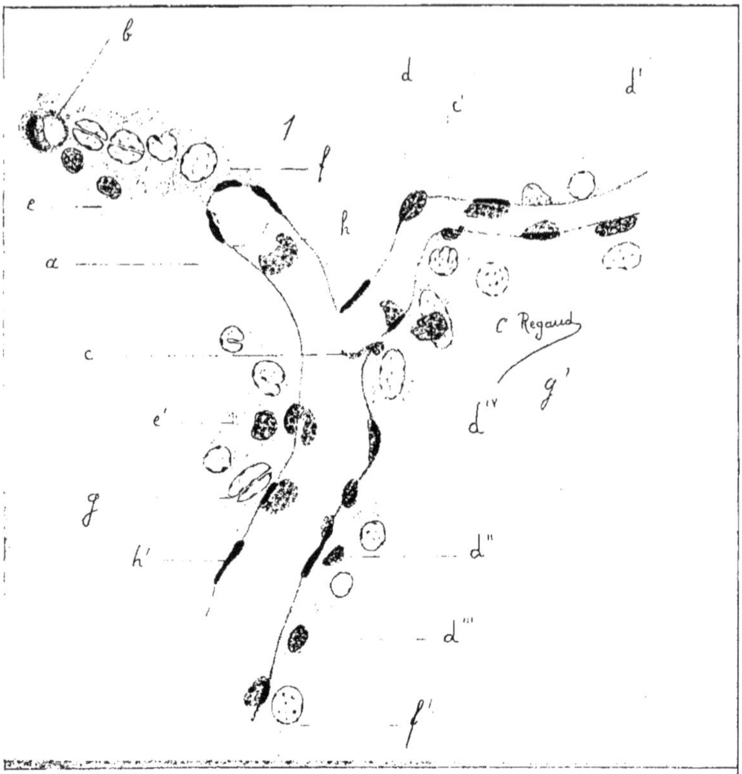
1
b
d
d'
c'
f
e
h
a
C Regaud
c
g'
d'v
e'
g
h'
d''
d'''
f'

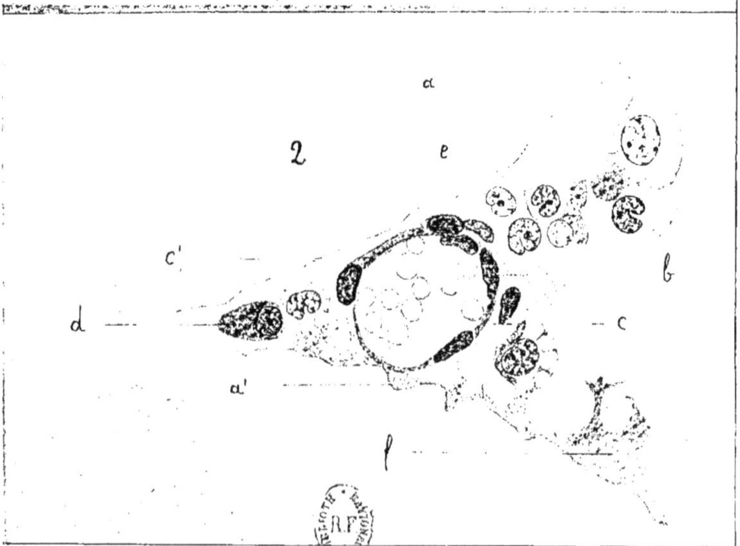
2
a
e
c'
b
d
c
a'
f

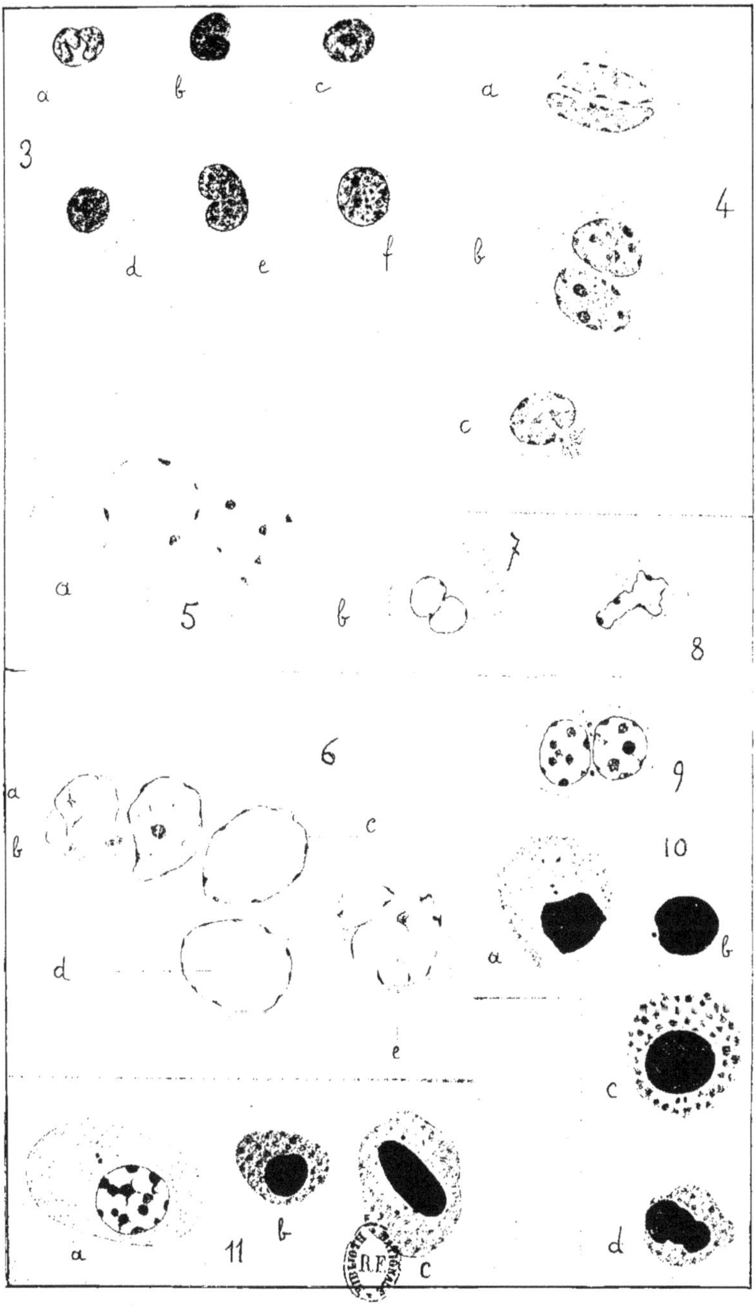
3
a b c d e f
4
a b c
5
a b
6
a b c d e
7
8
9
10
a b c d
11
a b c

www.ingramcontent.com/pod-product-compliance
Ingram Content Group UK Ltd.
Pitfield, Milton Keynes, MK11 3LW, UK
UKHW031935260826
14628UKWH00004B/1643

9 782019 641870